"十二五"职业教育国家规划立项教材

国家卫生和计划生育委员会"十二五"规划教材

全国中等卫生职业教育教材

供医学影像技术专业用　　第 3 版

# X 线物理与防护

主　编　张承刚

副主编　罗慧芳

编　者（以姓氏笔画为序）

陈　坤（山东省莱阳卫生学校）

张承刚（黑龙江省绥化市卫生学校）

罗慧芳（山东省莱阳卫生学校）

魏海港（河南大学淮河医院）

U0370033

人民卫生出版社

**图书在版编目（CIP）数据**

X线物理与防护/张承刚主编. —3版. —北京：人民卫生出版社，2015

ISBN 978-7-117-21696-8

Ⅰ.①X… Ⅱ.①张… Ⅲ.①X射线诊断－辐射防护－医学院校－教材 Ⅳ.①R814②R142

中国版本图书馆CIP数据核字（2015）第259224号

| 人卫社官网 www.pmph.com | 出版物查询，在线购书 |
| 人卫医学网 www.ipmph.com | 医学考试辅导，医学数据库服务，医学教育资源，大众健康资讯 |

**X线物理与防护**
第3版

主　　编：张承刚
出版发行：人民卫生出版社（中继线 010-59780011）
地　　址：北京市朝阳区潘家园南里19号
邮　　编：100021
E - mail：pmph@pmph.com
购书热线：010-59787592　010-59787584　010-65264830
印　　刷：三河市潮河印业有限公司
经　　销：新华书店
开　　本：787×1092　1/16　印张：8
字　　数：200千字
版　　次：2002年12月第1版　2016年1月第3版
　　　　　2022年1月第3版第10次印刷（总第21次印刷）
标准书号：ISBN 978-7-117-21696-8/R·21697
定　　价：24.00元
打击盗版举报电话：010-59787491　E-mail: WQ@pmph.com
（凡属印装质量问题请与本社市场营销中心联系退换）

# 出版说明

为全面贯彻党的十八大和十八届三中、四中、五中全会精神,依据《国务院关于加快发展现代职业教育的决定》要求,更好地服务于现代卫生职业教育快速发展的需要,适应卫生事业改革发展对医药卫生职业人才的需求,贯彻《医药卫生中长期人才发展规划(2011—2020年)》《现代职业教育体系建设规划(2014—2020年)》文件精神,人民卫生出版社在教育部、国家卫生和计划生育委员会的领导和支持下,按照教育部颁布的《中等职业学校专业教学标准(试行)》医药卫生类(第二辑)(简称《标准》),由全国卫生职业教育教学指导委员会(简称卫生行指委)直接指导,经过广泛的调研论证,成立了中等卫生职业教育各专业教育教材建设评审委员会,启动了全国中等卫生职业教育第三轮规划教材修订工作。

本轮规划教材修订的原则:①明确人才培养目标。按照《标准》要求,本轮规划教材坚持立德树人,培养职业素养与专业知识、专业技能并重,德智体美全面发展的技能型卫生专门人才。②强化教材体系建设。紧扣《标准》,各专业设置公共基础课(含公共选修课)、专业技能课(含专业核心课、专业方向课、专业选修课);同时,结合专业岗位与执业资格考试需要,充实完善课程与教材体系,使之更加符合现代职业教育体系发展的需要。在此基础上,组织制订了各专业课程教学大纲并附于教材中,方便教学参考。③贯彻现代职教理念。体现"以就业为导向,以能力为本位,以发展技能为核心"的职教理念。理论知识强调"必需、够用";突出技能培养,提倡"做中学、学中做"的理实一体化思想,在教材中编入实训(实验)指导。④重视传统融合创新。人民卫生出版社医药卫生规划教材经过长时间的实践与积累,其中的优良传统在本轮修订中得到了很好的传承。在广泛调研的基础上,再版教材与新编教材在整体上实现了高度融合与衔接。在教材编写中,产教融合、校企合作理念得到了充分贯彻。⑤突出行业规划特性。本轮修订紧紧依靠卫生行指委和各专业教育教材建设评审委员会,充分发挥行业机构与专家对教材的宏观规划与评审把关作用,体现了国家卫生计生委规划教材一贯的标准性、权威性、规范性。⑥提升服务教学能力。本轮教材修订,在主教材中设置了一系列服务教学的拓展模块;此外,教材立体化建设水平进一步提高,根据专业需要开发了配套教材、网络增值服务等,大量与课程相关的内容围绕教材形成便捷的在线数字化教学资源包,为教师提供教学素材支撑,为学生提供学习资源服务,教材的教学服务能力明显增强。

　　人民卫生出版社作为国家规划教材出版基地,有护理、助产、农村医学、药剂、制药技术、营养与保健、康复技术、眼视光与配镜、医学检验技术、医学影像技术、口腔修复工艺等 24 个专业的教材获选教育部中等职业教育专业技能课立项教材,相关专业教材根据《标准》颁布情况陆续修订出版。

# 医学影像技术专业编写说明

根据教育部 2010 年公布的《中等职业学校专业目录 (2010 年修订)》，医学影像技术专业 (100800) 的目的是面向医疗卫生机构放射科、CT 室、磁共振室、超声科、介入治疗科等部门，培养从事摄影、仪器操作、影像检查等医学影像技术工作，德智体美全面发展的高素质劳动者和技能型人才。人民卫生出版社积极落实教育部、国家卫生和计划生育委员会相关要求，推进《标准》实施，在卫生行指委指导下，进行了认真细致的调研论证工作，规划并启动了教材的编写工作。

本轮医学影像技术专业规划教材与《标准》课程结构对应，设置公共基础课(含公共选修课)、专业基础课、专业技能课(含专业核心课、专业方向课、专业选修课)教材。其中专业核心课教材根据《标准》要求设置共 9 种。

本轮教材编写力求贯彻以学生为中心、贴近岗位需求、服务教学的创新教材编写理念，教材中设置了"学习目标""病例/案例""知识链接""考点提示""本章小结""目标测试""实训/实验指导"等模块。"学习目标""考点提示""目标测试"相互呼应衔接，着力专业知识掌握，提高专业考试应试能力。尤其是"病例/案例""实训/实验指导"模块，通过真实案例激发学生的学习兴趣、探究兴趣和职业兴趣，满足了"真学、真做、掌握真本领""早临床、多临床、反复临床"的新时期卫生职业教育人才培养新要求。

本系列教材将于 2016 年 7 月前全部出版。

# 全国卫生职业教育教学指导委员会

## 第一届全国中等卫生职业教育
## 医学影像技术专业教育教材建设评审委员会

# 全国中等卫生职业教育
## 国家卫生和计划生育委员会"十二五"规划教材目录

| 总序号 | 适用专业 | 分序号 | 教材名称 | 版次 | 主编 | |
|---|---|---|---|---|---|---|
| 1 | 护理专业 | 1 | 解剖学基础 ** | 3 | 任 晖 | 袁耀华 |
| 2 | | 2 | 生理学基础 ** | 3 | 朱艳平 | 卢爱青 |
| 3 | | 3 | 药物学基础 ** | 3 | 姚 宏 | 黄 刚 |
| 4 | | 4 | 护理学基础 ** | 3 | 李 玲 | 蒙雅萍 |
| 5 | | 5 | 健康评估 ** | 2 | 张淑爱 | 李学松 |
| 6 | | 6 | 内科护理 ** | 3 | 林梅英 | 朱启华 |
| 7 | | 7 | 外科护理 ** | 3 | 李 勇 | 俞宝明 |
| 8 | | 8 | 妇产科护理 ** | 3 | 刘文娜 | 闫瑞霞 |
| 9 | | 9 | 儿科护理 ** | 3 | 高 凤 | 张宝琴 |
| 10 | | 10 | 老年护理 ** | 3 | 张小燕 | 王春先 |
| 11 | | 11 | 老年保健 | 1 | 刘 伟 | |
| 12 | | 12 | 急救护理技术 | 3 | 王为民 | 来和平 |
| 13 | | 13 | 重症监护技术 | 2 | 刘旭平 | |
| 14 | | 14 | 社区护理 | 3 | 姜瑞涛 | 徐国辉 |
| 15 | | 15 | 健康教育 | 1 | 靳 平 | |
| 16 | 助产专业 | 1 | 解剖学基础 ** | 3 | 代加平 | 安月勇 |
| 17 | | 2 | 生理学基础 ** | 3 | 张正红 | 杨汎雯 |
| 18 | | 3 | 药物学基础 ** | 3 | 张 庆 | 田卫东 |
| 19 | | 4 | 基础护理 ** | 3 | 贾丽萍 | 宫春梓 |
| 20 | | 5 | 健康评估 ** | 2 | 张 展 | 迟玉香 |
| 21 | | 6 | 母婴护理 ** | 1 | 郭玉兰 | 谭奕华 |
| 22 | | 7 | 儿童护理 ** | 1 | 董春兰 | 刘 俐 |
| 23 | | 8 | 成人护理（上册）- 内外科护理 ** | 1 | 李俊华 | 曹文元 |
| 24 | | 9 | 成人护理（下册）- 妇科护理 ** | 1 | 林 珊 | 郭艳春 |
| 25 | | 10 | 产科学基础 ** | 3 | 翟向红 | 吴晓琴 |
| 26 | | 11 | 助产技术 ** | 1 | 闫金凤 | 韦秀宜 |
| 27 | | 12 | 母婴保健 | 3 | 颜丽青 | |
| 28 | | 13 | 遗传与优生 | 3 | 邓鼎森 | 于全勇 |

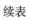

续表

| 总序号 | 适用专业 | 分序号 | 教材名称 | 版次 | 主编 | |
|---|---|---|---|---|---|---|
| 29 | 护理、助产专业共用 | 1 | 病理学基础 | 3 | 张军荣 | 杨怀宝 |
| 30 | | 2 | 病原生物与免疫学基础 | 3 | 吕瑞芳 | 张晓红 |
| 31 | | 3 | 生物化学基础 | 3 | 艾旭光 | 王春梅 |
| 32 | | 4 | 心理与精神护理 | 3 | 沈丽华 | |
| 33 | | 5 | 护理技术综合实训 | 2 | 黄惠清 | 高晓梅 |
| 34 | | 6 | 护理礼仪 | 3 | 耿 洁 | 吴 彬 |
| 35 | | 7 | 人际沟通 | 3 | 张志钢 | 刘冬梅 |
| 36 | | 8 | 中医护理 | 3 | 封银曼 | 马秋平 |
| 37 | | 9 | 五官科护理 | 3 | 张秀梅 | 王增源 |
| 38 | | 10 | 营养与膳食 | 3 | 王忠福 | |
| 39 | | 11 | 护士人文修养 | 1 | 王 燕 | |
| 40 | | 12 | 护理伦理 | 1 | 钟会亮 | |
| 41 | | 13 | 卫生法律法规 | 3 | 许练光 | |
| 42 | | 14 | 护理管理基础 | 1 | 朱爱军 | |
| 43 | 农村医学专业 | 1 | 解剖学基础 ** | 1 | 王怀生 | 李一忠 |
| 44 | | 2 | 生理学基础 ** | 1 | 黄莉军 | 郭明广 |
| 45 | | 3 | 药理学基础 ** | 1 | 符秀华 | 覃隶莲 |
| 46 | | 4 | 诊断学基础 ** | 1 | 夏惠丽 | 朱建宁 |
| 47 | | 5 | 内科疾病防治 ** | 1 | 傅一明 | 闫立安 |
| 48 | | 6 | 外科疾病防治 ** | 1 | 刘庆国 | 周雅清 |
| 49 | | 7 | 妇产科疾病防治 ** | 1 | 黎 梅 | 周惠珍 |
| 50 | | 8 | 儿科疾病防治 ** | 1 | 黄力毅 | 李 卓 |
| 51 | | 9 | 公共卫生学基础 ** | 1 | 戚 林 | 王永军 |
| 52 | | 10 | 急救医学基础 ** | 1 | 魏 蕊 | 魏 瑛 |
| 53 | | 11 | 康复医学基础 ** | 1 | 盛幼珍 | 张 瑾 |
| 54 | | 12 | 病原生物与免疫学基础 | 1 | 钟禹霖 | 胡国平 |
| 55 | | 13 | 病理学基础 | 1 | 贺平则 | 黄光明 |
| 56 | | 14 | 中医药学基础 | 1 | 孙治安 | 李 兵 |
| 57 | | 15 | 针灸推拿技术 | 1 | 伍利民 | |
| 58 | | 16 | 常用护理技术 | 1 | 马树平 | 陈清波 |
| 59 | | 17 | 农村常用医疗实践技能实训 | 1 | 王景舟 | |
| 60 | | 18 | 精神病学基础 | 1 | 汪永君 | |
| 61 | | 19 | 实用卫生法规 | 1 | 菅辉勇 | 李利斯 |
| 62 | | 20 | 五官科疾病防治 | 1 | 王增源 | 高 翔 |
| 63 | | 21 | 医学心理学基础 | 1 | 白 杨 | 田仁礼 |
| 64 | | 22 | 生物化学基础 | 1 | 张文利 | |
| 65 | | 23 | 医学伦理学基础 | 1 | 刘伟玲 | 斯钦巴图 |
| 66 | | 24 | 传染病防治 | 1 | 杨 霖 | 曹文元 |

续表

| 总序号 | 适用专业 | 分序号 | 教材名称 | 版次 | 主编 | |
|---|---|---|---|---|---|---|
| 67 | 营养与保健专业 | 1 | 正常人体结构与功能 * | 1 | 赵文忠 | |
| 68 | | 2 | 基础营养与食品安全 * | 1 | 陆 淼 | 袁 媛 |
| 69 | | 3 | 特殊人群营养 * | 1 | 冯 峰 | |
| 70 | | 4 | 临床营养 * | 1 | 吴 苇 | |
| 71 | | 5 | 公共营养 * | 1 | 林 杰 | |
| 72 | | 6 | 营养软件实用技术 * | 1 | 顾 鹏 | |
| 73 | | 7 | 中医食疗药膳 * | 1 | 顾绍年 | |
| 74 | | 8 | 健康管理 * | 1 | 韩新荣 | |
| 75 | | 9 | 营养配餐与设计 * | 1 | 孙雪萍 | |
| 76 | 康复技术专业 | 1 | 解剖生理学基础 * | 1 | 黄嫦斌 | |
| 77 | | 2 | 疾病学基础 * | 1 | 刘忠立 | 白春玲 |
| 78 | | 3 | 临床医学概要 * | 1 | 马建强 | |
| 79 | | 4 | 康复评定技术 * | 2 | 刘立席 | |
| 80 | | 5 | 物理因子治疗技术 * | 1 | 张维杰 | 刘海霞 |
| 81 | | 6 | 运动疗法 * | 1 | 田 莉 | |
| 82 | | 7 | 作业疗法 * | 1 | 孙晓莉 | |
| 83 | | 8 | 言语疗法 * | 1 | 朱红华 | 王晓东 |
| 84 | | 9 | 中国传统康复疗法 * | 1 | 封银曼 | |
| 85 | | 10 | 常见疾病康复 * | 2 | 郭 华 | |
| 86 | 眼视光与配镜专业 | 1 | 验光技术 * | 1 | 刘 念 | 李丽华 |
| 87 | | 2 | 定配技术 * | 1 | 黎莞萍 | 闫 伟 |
| 88 | | 3 | 眼镜门店营销实务 * | 1 | 刘科佑 | 连 捷 |
| 89 | | 4 | 眼视光基础 * | 1 | 肖古月 | 丰新胜 |
| 90 | | 5 | 眼镜质检与调校技术 * | 1 | 付春霞 | |
| 91 | | 6 | 接触镜验配技术 * | 1 | 郭金兰 | |
| 92 | | 7 | 眼病概要 | 1 | 王增源 | |
| 93 | | 8 | 人际沟通技巧 | 1 | 钱瑞群 | 黄力毅 |
| 94 | 医学检验技术专业 | 1 | 无机化学基础 * | 3 | 赵 红 | |
| 95 | | 2 | 有机化学基础 * | 3 | 孙彦坪 | |
| 96 | | 3 | 分析化学基础 * | 3 | 朱爱军 | |
| 97 | | 4 | 临床疾病概要 * | 3 | 迟玉香 | |
| 98 | | 5 | 寄生虫检验技术 * | 3 | 叶 薇 | |
| 99 | | 6 | 免疫学检验技术 * | 3 | 钟禹霖 | |
| 100 | | 7 | 微生物检验技术 * | 3 | 崔艳丽 | |
| 101 | | 8 | 检验仪器使用与维修 * | 1 | 王 迅 | |
| 102 | 医学影像技术专业 | 1 | 解剖学基础 * | 1 | 任 晖 | |
| 103 | | 2 | 生理学基础 * | 1 | 石少婷 | |
| 104 | | 3 | 病理学基础 * | 1 | 杨怀宝 | |

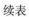

续表

| 总序号 | 适用专业 | 分序号 | 教材名称 | 版次 | 主编 | |
|---|---|---|---|---|---|---|
| 105 | | 4 | 医用电子技术 * | 3 | 李君霖 | |
| 106 | | 5 | 医学影像设备 * | 3 | 冯开梅 | 卢振明 |
| 107 | | 6 | 医学影像技术 * | 3 | 黄 霞 | |
| 108 | | 7 | 医学影像诊断基础 * | 3 | 陆云升 | |
| 109 | | 8 | 超声技术与诊断基础 * | 3 | 姜玉波 | |
| 110 | | 9 | X 线物理与防护 * | 3 | 张承刚 | |
| 111 | 口腔修复工艺专业 | 1 | 口腔解剖与牙雕刻技术 * | 2 | 马惠萍 | 翟远东 |
| 112 | | 2 | 口腔生理学基础 * | 3 | 乔瑞科 | |
| 113 | | 3 | 口腔组织及病理学基础 * | 2 | 刘 钢 | |
| 114 | | 4 | 口腔疾病概要 * | 3 | 葛秋云 | 杨利伟 |
| 115 | | 5 | 口腔工艺材料应用 * | 3 | 马冬梅 | |
| 116 | | 6 | 口腔工艺设备使用与养护 * | 2 | 李新春 | |
| 117 | | 7 | 口腔医学美学基础 * | 3 | 王 丽 | |
| 118 | | 8 | 口腔固定修复工艺技术 * | 3 | 王 菲 | 米新峰 |
| 119 | | 9 | 可摘义齿修复工艺技术 * | 3 | 杜士民 | 战文吉 |
| 120 | | 10 | 口腔正畸工艺技术 * | 3 | 马玉革 | |
| 121 | 药剂、制药技术专业 | 1 | 基础化学 ** | 1 | 石宝珏 | 宋守正 |
| 122 | | 2 | 微生物基础 ** | 1 | 熊群英 | 张晓红 |
| 123 | | 3 | 实用医学基础 ** | 1 | 曲永松 | |
| 124 | | 4 | 药事法规 ** | 1 | 王 蕾 | |
| 125 | | 5 | 药物分析技术 ** | 1 | 戴君武 | 王 军 |
| 126 | | 6 | 药物制剂技术 ** | 1 | 解玉岭 | |
| 127 | | 7 | 药物化学 ** | 1 | 谢癸亮 | |
| 128 | | 8 | 会计基础 | 1 | 赖玉玲 | |
| 129 | | 9 | 临床医学概要 | 1 | 孟月丽 | 曹文元 |
| 130 | | 10 | 人体解剖生理学基础 | 1 | 黄莉军 | 张 楚 |
| 131 | | 11 | 天然药物学基础 | 1 | 郑小吉 | |
| 132 | | 12 | 天然药物化学基础 | 1 | 刘诗泆 | 欧绍淑 |
| 133 | | 13 | 药品储存与养护技术 | 1 | 宫淑秋 | |
| 134 | | 14 | 中医药基础 | 1 | 谭 红 | 李培富 |
| 135 | | 15 | 药店零售与服务技术 | 1 | 石少婷 | |
| 136 | | 16 | 医药市场营销技术 | 1 | 王顺庆 | |
| 137 | | 17 | 药品调剂技术 | 1 | 区门秀 | |
| 138 | | 18 | 医院药学概要 | 1 | 刘素兰 | |
| 139 | | 19 | 医药商品基础 | 1 | 詹晓如 | |
| 140 | | 20 | 药理学 | 1 | 张 庆 | 陈达林 |

** 为"十二五"职业教育国家规划教材

* 为"十二五"职业教育国家规划立项教材

# 前　言

本教材根据全国中等职业教育医药卫生类教育部、国家卫生和计划生育委员会"十二五"规划编写的教材。供医学影像技术专业使用，教学时数36学时，其中理论30学时，实践6学时。

《X线物理与防护》是中等职业卫生学校医学影像技术专业专业基础课之一。教材的主要内容包括：X线物理学、放射剂量学、辐射防护学三大部分内容。

随着科学技术的进步和社会的发展，电离辐射在医学领域应用日益广泛，已逐步形成放射诊断、放射治疗、核医学和介入放射学等放射诊疗学科。放射诊疗所使用的电离辐射若用之正当、合理，有利于对疾病的诊断和治疗；反之管理不善、用之不当、操作失误、忽视安全防护，就会造成人员伤害，甚至发生严重的放射事故。

本教材任务就是使学生了解和掌握X线的基本性质；熟悉X线的原理；掌握X线的作用、辐射量和测量方法；掌握X线的基本实验技能；能正确使用X线并会对自身和被检者进行有效防护。增强安全防护意识，敬畏生命，熟练掌握安全防护知识和技能，充分做到规避风险、趋利避害，为后续的专业课程学习以及从事医学影像技术工作奠定必要的知识和技能。

本教材在内容广度、深度的把握上，主要考虑以下几个方面：

一、中等专业学校学生知识结构和接受能力，删除了一些较深的理论和烦琐的数学计算。

二、依据将来岗位的需求，增加了理论联系实践的内容。

三、根据放射医学技术初级（士）考试大纲、职业操作技能考核增加了"考点链接"和"目标测试"。

四、依据职业教育的特点，力争通俗易懂、知害重防、实用易行，用简洁的语言解释一些难懂的概念和理论。

随着教材改革的深入，教学体系、教学内容、教学手段和教学模式方面都有了新的变化，为了适应这种新形式的需求，本书在基本概念、基本理念、基本方法等方面力争反映时代的特色，反映学科的发展方向，同时为了便于师生的交流，以及学生掌握学习主动权，新教材每一章都在网站上附有配套的PPT教学课件，课件的内容是教材的分类、归纳和补充。

在编写的过程中，得到了多位同行的建议和指导，表示真挚的感谢。由于我们水平有限，经验不足、编写的时间又过于仓促，书中难免存在许多疏漏和错误，恳请使用本教材的师生批评指正。

张承刚

2015年12月

# 目 录

# 第一章 原子结构和电离辐射

**学习目标**

1. 掌握：原子核的结构。
2. 熟悉：原子的核外电子结构。
3. 了解：原子激发和跃迁、电离辐射和电磁辐射以及辐射的二象性。

任何射线的产生及作用均发生于物质的微观结构之中，因此我们有必要学习物质的原子结构和电离辐射的基本知识。

## 第一节 原 子 结 构

原子是化学变化中的最小微粒，是构成元素的最小单元。卢瑟福的原子结构模型（又称行星原子模型）：原子是由居于原子中心的带正电的原子核和核外带负电的电子组成，原子的正电荷和绝大部分质量都集中在原子核上。核外电子在核外空间沿不同轨道不停地高速运转，就像行星绕太阳运转一样。

原子的直径约 $10^{-10}$m。原子核只占据整个原子极小的一部分空间，其直径不及原子直径的 1/10 000。而核外电子的直径比原子核小得多，却占据原子的绝大部分空间。总体看来，原子内有一个相对来说"很大"的空间，就像我们的太阳系，星体之间有很大的空间。所以，一个高速电子或高能光子可以很容易地穿过原子。

### 一、原子核

#### （一）原子核的组成

原子核由质子和中子组成。质子带一个单位的正电荷，中子不带电呈中性。质子和中子质量差不多，而电子的质量仅为质子质量的 1/1840，显然原子的质量几乎全部集中在原子核上，我们在讨论物质原子质量时，常把电子的质量忽略掉，而用原子核的质量（质子＋中子的质量）来代替整个原子的质量（表 1-1）。

**考点提示**

原子的核外结构

#### （二）放射性核素

可以用符号 "$_z^A X$" 表示某种原子，其中 X 代表元素的化学符号；Z 为原子序数，不同的 Z 值代表不同的元素，其值等于原子核中的质子数，它与绕核运动的电子数相等；A 为原子质量数，其值等于原子核中质子数和中子数的总和，中子的数目是 A−Z。

1

表 1-1 构成原子的电子、质子和中子

| 名称 | 符号 | 带电量（C） | 质量（kg） |
|------|------|------------|------------|
| 电子 | e | $-1.602 \times 10^{-19}$ | $9.110 \times 10^{-31}$ |
| 质子 | P | $+1.602 \times 10^{-19}$ | $1.673 \times 10^{-27}$ |
| 中子 | n | 0 | $1.675 \times 10^{-27}$ |

各种元素原子的结构虽然都很相似，但组成不同元素原子的质子、中子和电子数目不同。元素的种类由原子核内的质子数决定，具有相同的质子数而不同中子数的原子属于同一种元素。核素是指具有一定数目质子和一定数目中子的一种原子。很多元素有质子数相同而中子数不同的几种原子，质子数相同而中子数不同的同一种元素的不同核素互称为放射性核素。

目前已知的核素有 2000 多种，分别属于 100 多种元素。几乎所有的元素都有放射性核素。核素可分为稳定性核素和不稳定性核素，不稳定性核素又称放射性核素，核素中大部分为放射性核素。放射性核素有些是天然形成的，多数是通过加速器或反应堆合成的，称为人工放射性核素。放射性核素的原子核能自发地衰变放射出 α、β 和 γ 射线，这个过程称为核衰变，通过衰变形成稳定核素。

α 射线：α 射线是由 α 粒子组成的放射线。α 粒子是由 2 个质子和 2 个中子组成的带有 2 个正电荷的高速运动的氦核。实验发现，在发生 α 衰变的核素中，只有很少几种核素只放出单能的 α 粒子，大多数核素放出几组不同能量的 α 粒子。α 射线具有最强的电离作用，但穿透本领很小。

β 射线：β 射线是由 β 粒子组成的放射线。β 粒子就是电子，带有一个负电荷，由于它是从原子核内发射出来的，故取名为 β 粒子。原子核衰变时，放出的 β 粒子的能量是一个连续的能量。β 射线的电离作用较弱，穿透本领较强。

γ 射线：γ 射线是由 γ 光子组成的放射线。γ 光子是一种中性高能光子，没有静止质量。γ 射线的电离作用最弱，但穿透本领最强。γ 射线在医学核物理技术等应用领域占有重要地位，用于放射治疗的 γ-刀，就是核医学发展的杰出成就之一。

γ 光子与 X 射线光子本质相同，只是产生的途径不同。原子核受快速粒子的轰击或吸收光子的能量而处于高能的激发态，各种类型的核衰变也可以使原子核处于高能的激发态。处于激发态的原子核是不稳定的，它会直接退回或间接退回到低能的基态。原子核从激发态向较低能态转变时将发射 γ 光子。γ 光子的能量等于两个能态所具有的能量之差。

原子核衰变严格遵守质量和能量守恒定律、电荷守恒定律和核子数守恒定律等。各种放射性核素的核衰变有快有慢，放射性核素衰变到原始数目一半所用的时间称为核素的半衰期。不同的放射性核素半衰期不同。核衰变时从原子核内发出的射线称为核辐射。核衰变后放射性核素成为稳定性核素。核医学就是利用放射性核素能自发地释放出不同射线的特性来诊断和治疗疾病的。

## 二、核外电子结构

原子由原子核和绕核运动的核外电子组成。这些核外电子在原子核外的排布和运动遵循能量最低原理、泡利不相容原理和洪特规则。

## （一）核外电子的排布

由于原子核与核外电子之间相互作用力的制约，原子核周围的每一个绕行电子都有确定的轨道，这些确定的轨道组成一系列壳层。最靠近原子核的叫 K 壳层，顺序往外依次称为 L、M、N、O、P、Q……壳层。这些壳层分别对应主量子数 n=1、2、3、4、5、6、7……。按照能量最低原理，核外电子总是先排满能量最低的 K 壳层，再排 L 壳层，依次向外。根据泡利不相容原理，每个壳层上最多能容纳的电子数不超过 $2n^2$ 个，而且每个原子的最外层电子数不得超过 8 个（若 K 层为最外层时，不超过 2 个）（表1-2）。

表1-2　各电子壳层最多可容纳的电子数

| 电子壳层 | K | L | M | N | O | P | Q | …… |
|---|---|---|---|---|---|---|---|---|
| 主量子数 | 1 | 2 | 3 | 4 | 5 | 6 | 7 | …… |
| 最多可容纳电子数 | 2 | 8 | 18 | 32 | 50 | 72 | 98 | …… |

## （二）原子能级

将原子中的原子核看成是相对静止的，则轨道电子绕核运动所具有的动能加上核外电子和原子核间的电势能即为原子所具有的能量。

考点提示

原子能级

原子只能处于一系列不连续的能量状态，在这些能量状态中原子是稳定的，电子虽然绕核运动，但并不向外辐射能量。这些状态叫做定态。原子的不同能量状态跟电子沿不同的圆形轨道绕核运动相对应，原子的定态是不连续的，因此电子的可能轨道的分布也是不连续的。原子内部不连续的能量称为原子的能级。

以氢原子为例来说明原子所具有的能量。根据波尔的假设，氢原子核外的一个电子绕原了核作圆周运动，且电子绕原子核运动的圆周有无穷多个，电子在任何一个圆周轨道上运动时，氢原子都具有确定的不同的能量。电子在最内层圆周轨道即 K 轨道运动时，对应主量子数 n=1，这时氢原子的能量最低，最低能量为：$E_1$=-13.60eV，eV 是能量单位：电子伏特，电子伏特与焦耳（J）的换算关系为：$1eV=1.6 \times 10^{-19}J$。

当氢原子核外的电子在第二层即 L 轨道运动时，对应主量子数 n=2，氢原子所具有的能量为：$E_2$=-3.40eV。

当氢原子核外的电子在第三层即 M 轨道运动时，对应主量子数 n=3，氢原子所具有的能量为：$E_3$=-1.51eV。

当氢原子核外的电子在最外层轨道运动时，对应主量子数 n→∞，氢原子所具有的能量最大，最大能量为：$E_\infty$=0。

不同元素的原子，它们的能级值也各不相同。用不同间隔的一系列水平线来表示原子的能级，每条水平线代表一个能级，各水平线间的距离表示能级差的大小，以此标准绘制的图称为原子能级图。图 1-1 是氢原子能级图。

由图 1-1 可见，n 值越大，能级差越小，当 n→∞时，能级差趋于零，能级线由下向上，其能量值由低到高，∞处能量最高且为零。

原子核对核外电子具有很强的吸引力，离核最近的 K 层电子所受引力最大。从原子中移走 K 电子所需能量也最多，外层电子受核的引力较小，移走外层电子所需能量也较少。通常把移走原子中某壳层轨道电子所需的最小能量，称为该壳层电子在原子中的结合能。

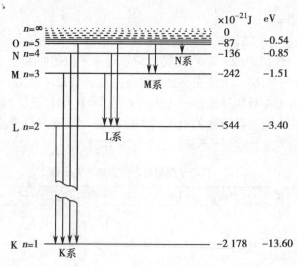

图 1-1 氢原子能级图

原子能级是结合能的负值。原子中结合能最大的是 K 电子,其能级最低,而结合能较小的外层电子能级则较高。

### (三) 原子激发和跃迁

在正常情况下,电子在原子核外排布时,要尽可能使电子的能量最低,核外电子先填满原子内壳层的低能级轨道,然后依次向外填充。原子处于最低能量状态,称为基态,处于基态的原子最稳定。当受到外界作用时,电子也可以吸收能量到能量较高的状态(激发态),但是它总有时时刻刻想回到基态的趋势。

当原子吸收一定大小的能量,且吸收能量等于某两个能级之差时,电子将自发地过渡到某一较高能级上,这一过程称为原子的激发。当原子中壳层电子吸收的能量大于其结合能时,电子将脱离原子核的束缚,离开原子成为自由电子,这个过程称为电离。

激发和电离,原子都要吸收外界能量而使自身处于高能量的激发态,此时原子处于不稳定状态。处于激发态的原子,在极短的时间($10^{-8}$ 秒)内,外层电子或自由电子将自发地填充其空位,同时放出一个能量等于两能级之差的光子,此过程称为跃迁。放出的光子能量为 $h\nu$,其中,$h=6.626\times10^{-34}J\cdot s$,是普朗克常数;$\nu$ 为光子的频率,单位赫兹(Hz)(图 1-2)。

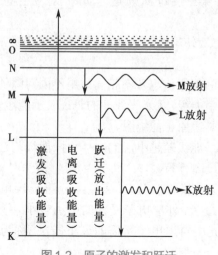

图 1-2 原子的激发和跃迁

可见,当原子的壳层电子从一个能量为 $E_n$ 的状态过渡(激发或跃迁)到另一个能量为 $E_k$ 的状态时,它将吸收(或发射)具有一定能量的光子,光子能量为:

$$h\nu_{nk} = E_n - E_k \tag{1-1}$$

其光子频率为: $$\nu_{nk} = \frac{E_n - E_k}{h}$$

【例】 当钨原子的 K 电子被击脱,由 L 电子填充时,所释放 X 射线的能量和频率各是多少?(钨原子 K、L 轨道电子的结合能分别为 69.51keV 和 12.09keV)。

解:已知钨原子的 K 和 L 轨道电子的结合能值,取其负值即为能级值,代入式(1-1)得 L 层电子跃迁至 K 层时放出 X 射线光子的能量为:

$$h\nu_{LK} = E_L - E_K = [-12.09 - (-69.51)]keV = 57.42keV = 9.2 \times 10^{-15} J$$

放出 X 射线光子频率为:

$$\nu_{LK} = \frac{E_L - E_K}{h} = \frac{9.2 \times 10^{-15}}{6.626 \times 10^{-34}} Hz = 1.39 \times 10^{19} Hz$$

# 第二节 电离辐射和电磁辐射

## 一、电离辐射

电离是指不带电粒子在外界作用下释放出一个或多个电子而变为带电离子的过程。

能使受作用物质发生电离现象的辐射称为电离辐射。其种类很多,高速带电粒子有 α 粒子、β 粒子、质子等;不带电粒子有中子以及 X 射线、γ 射线等。电离辐射简称辐射或放射。

带电粒子电离过程,主要是由具有足够能量的带电粒子与原子核外电子的碰撞引起的,由于带电粒子容易与物质原子的核外电子发生相互作用,所以带电粒子电离也称直接致电离辐射。不带电粒子也能使物质电离,但由它们本身造成的电离与由它们所产生的次级带电粒子所引起的电离相比微乎其微,几乎可以忽略。不带电粒子的电离辐射引起的物质电离,主要是由其所产生的次级电子所引起的,因此,不带电粒子的电离辐射又称为间接致电离辐射。

电离辐射可以是一种电离粒子组成的辐射,也可以是两种或两种以上电离粒子混合组成的辐射。

## 二、电磁辐射

电磁辐射即电磁波,是由空间共同移送的电能量和磁能量所组成。

### (一)电磁辐射的基本性质

1. 电磁波的基本性质 变化电场和变化磁场相互激发交替产生并携带着能量由近及远传播,便形成电磁波。电磁波是横波。

2. 电磁波的波长、频率和波速 波长是指在一个振动周期内电磁波传播的距离。波长用字母 λ 表示,其国际单位(SI)是米(m)。由于 X 射线波长甚短,还可用纳米(nm)表示,1nm=$10^{-9}$m。

频率是指电磁波在 1 秒钟内完成全振动的次数。频率用字母 ν 表示,其 SI 单位是 Hz,

有时还用千赫兹（kHz），兆赫兹（MHz）做单位。其换算关系是：

$$1MHz = 10^3 kHz = 10^6 Hz$$

波速是指电磁波在 1 秒钟内传播的距离。电磁波在真空中的传播速度，即光速 $c = 3 \times 10^8 m \cdot s^{-1}$。电磁波在空气中的传播速度近似等于其在真空中的传播速度。

电磁波的波长、频率、波速三个量之间的关系为：

$$\lambda = \frac{c}{\nu} \tag{1-2}$$

### （二）电磁辐射谱

电磁辐射由于其波长（或能量）不同，因此具有不同的特性。人们为了应用方便将电磁波分成若干波段，每个波段有各自的名称，并按波长顺序排列成一个表（表 1-3），即电磁辐射谱。电磁辐射包括的范围极广，无线电波、微波、红外线、可见光、紫外线、X 射线、γ 射线均属于电磁辐射范畴。

表 1-3　电磁辐射谱

| 名称 | 波长范围 | 对应的量子能量（eV） | 产生条件 | 产生方法 |
|---|---|---|---|---|
| 无线电 | >1m | $<1.24 \times 10^{-6}$ | 电流振荡 | 电子线路 |
| 微波 | 1m～0.75mm | $1.24 \times 10^{-6} \sim 1.65 \times 10^{-3}$ | 电子自旋、核自旋 | 磁控管、速调管、行波管 |
| 红外线 | $10^6 \times 7.5 \times 10^2$nm | $1.24 \times 10^{-3} \sim 1.65$ | 分子振动和转动跃迁 | 炽热物体、气体放电 |
| 可见光 | $7.5 \times 10^2 \sim 3.8 \times 10^2$nm | 1.65～3.26 | 外层电子跃迁 | 弧光、电火花、激光、灯光 |
| 紫外线 | $3.8 \times 10^2 \sim 10$nm | 3.26～124 | 内层或外层电子跃迁 | 紫外线灯 |
| X 射线 | $10 \sim 10^{-3}$nm | $124 \sim 1.24 \times 10^6$ | 内层电子跃迁和轫致辐射 | X 射线管、电子加速器 |
| γ 射线 | <0.1nm | $>1.24 \times 10^4$ | 原子核衰变 | 放射性核素 |

在电磁波谱中 X 射线波长范围为 $10 \sim 10^{-3}$nm，其波长短，能量高。医用诊断 X 射线是在 X 射线管中产生的，治疗用高能 X 射线是在电子加速器中产生的。

γ 射线是比 X 射线波长更短的电磁波，它是放射性核素在衰变时从核内释放出的一种射线。

电离辐射和电磁辐射对人体都会造成伤害，应注意防护。

## 三、辐射的二象性

### （一）电磁辐射的二象性

研究证明电磁辐射同时具有波动性和粒子性，即波粒二象性。光在传播过程中有波长、频率、干涉、衍射等波动的特性，但在光的发射和吸收过程中，却表现出粒子的性质，即光只能一份份地发射，一份一份地吸收。发射或吸收的能量都是某一最小能量的整数倍，这最小的一份能量称为光量子，简称光子。光子的能量可用普朗克公式计算，即：

$$\varepsilon = h\nu \tag{1-3}$$

在式（1-3）中，左边 ε 是每个光子的能量，右边的 ν 则是光波的频率，可见公式本身就表明了光的粒子性和波动性的双重特性。X 射线是电磁辐射，也同样具有波粒二象性。

将式(1-2)代入式(1-3)得：

$$\varepsilon = \frac{hc}{\lambda} \tag{1-4}$$

由式(1-4)可以看出，电磁波的波长越短，其光子能量越大；波长越长，其光子能量越小。

## （二）电离辐射的二象性

实验证明，电子、质子、α粒子、中子等具有静止质量的微观粒子，在运动过程中也表现出波动的特性，这种波称为物质波。因此，电离辐射也具有波粒二象性。

 **本章小结**

1. 原子的基本结构和组成　原子是由原子核和核外电子组成，原子核由质子和中子组成。质子带一个正电荷，核外电子带一个负电荷，中子不带电。

核外电子处在不同的轨道能级上绕核旋转，且核外电子处在不同的轨道能级上时，原子具有不同的能量。

电子从一个轨道能级过渡到另一个轨道能级时需要吸收或放出一定的能量。吸收或放出的能量等于两个能级值之差。

自然界的核素分为两种：稳定核素和放射性核素。原子核不稳定能自发放射出α、β、γ射线的核素为放射性核素。

2. 电离辐射和电磁辐射　能直接或间接引起物质电离的粒子为电离辐射，它包括带电粒子辐射和不带电粒子辐射。而电磁辐射就是电磁波，它是变化电场和变化磁场相互激发交替产生并携带能量由近及远传播的。

有些辐射既是电离辐射又是电磁辐射，比如X射线、γ射线。

3. 辐射的二象性　无论是电磁辐射还是具有静止质量的微观粒子都具有波动性和粒子性。

（罗慧芳）

 **目标测试**

### 一、名词解释

1. 放射性核素

2. 基态

3. 激发

4. 跃迁

5. 电离

6. 原子能级

7. 电离辐射

8. 电磁辐射

### 二、选择题

1. 原子的直径约为

    A. $10^{-5}$ 米　　　　B. $10^{-10}$ 米　　　　C. $10^{-15}$ 米　　　　D. $10^{-20}$ 米

2. 原子核只占原子直径的

A. $\dfrac{1}{10}$      B. $\dfrac{1}{100}$      C. $\dfrac{1}{1000}$      D. $\dfrac{1}{10\,000}$

3. 原子核的组成

     A. 电子      B. 中子      C. 质子      D. 中子＋质子

4. 原子序数是由哪种粒子数决定的

     A. 中子数      B. 质子数      C. 质子数＋中子数      D. 电子数

5. 关于 α 粒子下述正确的是

     A. 由 2 个质子和 2 个中子组成      B. 由 2 个质子和 1 个中子组成

     C. 由 1 个质子和 1 个中子组成      D. 由 1 个质子和 2 个中子组成

6. 关于 β 粒子下述正确的是

     A. 是中子,不带电      B. 是电子,带一个负电荷

     C. 是质子,带一个正电荷      D. 是正电子,带一个正电荷

7. 关于 γ 光子下述错误的是

     A. 是一种中性高能光子,无静止质量

     B. 是原子核从激发态向较低能态转变时发射出的

     C. 是一种电子流

     D. 既属于电离辐射又属于电磁辐射

8. 原子结合能最大的是

     A. 最内层      B. 最外层      C. L 层      D. M 层

9. 原子能级最低的是

     A. 最内层      B. 最外层      C. L 层      D. M 层

10. 下列电离辐射中,哪种还属于电磁辐射?

     A. α 射线      B. β 射线      C. X 射线      D. 中子射线

## 三、简答题

1. 核外电子是怎样分层的? 按什么规律排布?

2. 解释原子能级和结合能的关系。

3. 什么是电磁辐射的波粒二象性?

## 四、计算

当钨原子的 K 轨道电子被击脱,由 M 轨道电子跃入填充时,释放的 X 射线能量和频率各是多少?(已知钨原子 K、M 轨道电子的结合能分别为 69.51keV 和 11.54keV)

# 第二章　X射线的产生和性质

## 第一节　X射线的发现

X射线（又叫伦琴射线），是德国物理学家伦琴（1845—1923年）（图2-1）于1895年11月8日发现的。它与放射线和电子的发现并称为"19世纪末20世纪初物理学的三大发现"，是现代物理学的标志。当时伦琴在维尔茨堡大学进行阴极

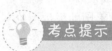
考点提示

X射线的发现和产生

射线实验，他偶然地发现放在阴极射线管附近的用黑纸严密包好的照相底片感光了。伦琴还发现，即使把阴极射线管用黑纸包起来，但当接通电源时，放在阴极射线管附近的，涂有荧光材料的物质也能发出微弱的荧光。使伦琴更为惊讶的是，当他把手放到屏前时，屏上留下手骨的阴影，然而阴极射线是透射不出玻璃管的，所以伦琴认为一定存在着一种新的、看不见的、穿透力极强的射线。进一步实验发现这种射线能穿透木板、衣服和厚厚的书本，但可被铅板遮挡；它在电场和磁场中不发生偏转，说明它不带电荷。做阴极射线管的放电实验时，就可以产生这种射线，关闭电源，射线消失。对这种未知的射线，伦琴给它起名为X射线。12月22日，伦琴用这种射线给自己的妻子拍摄了一张手部的照片（图2-2），照片清晰地显示出她的左手掌骨骼和无名指上戒指的轮廓，这也是人类历史上第一张人体X射线骨骼照片。

1895年12月28日，伦琴向德国维尔茨堡物理学医学学会递交了一篇论文，题目为《关于一种新的射线的初步报告》。X射线的发现，很快轰动了全世界，许多国家的科学家对这一现象迅速开展研究。在X射线发现的第4天，一家医院就在X射线的帮助下，顺利地取出了潜伏在患者手掌中的铁针，从而证明了X射线的使用价值。1905年第一届国际放射学会召开，大会正式把X射线命名为伦琴射线，以纪念他为人类作出的杰出贡献，但伦琴仍把这种射线称为X射线并延续至今。1901年12月10日，瑞典科学院在首都斯德哥尔摩举行了首届诺贝尔奖颁奖仪式，伦琴由于发现X射线给人类历史和科技进步带来了巨大的影响，从而成为诺贝尔物理学奖的第一个获得者。

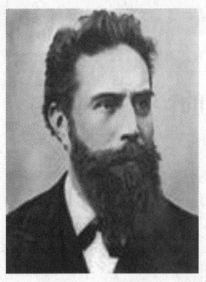

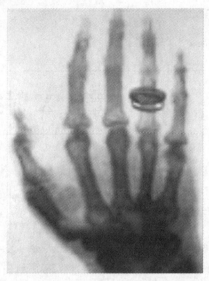

图2-1 伦琴肖像              图2-2 第一张X射线照片

X射线发现后,各种荣誉接踵而来。在荣誉面前,伦琴始终保持着谦逊的态度。他拒不申报专利,意在造福全人类。正是伦琴的这种高尚行为,才使X射线的应用得到迅速发展。

X射线发现后首先应用于医学,成为医学上非常重要的诊断手段。在X射线发现的第4天,一位美国的医生用伦琴发现的X射线发现了伤员脚上的子弹。从此,X射线就成了神奇的医疗手段。

X射线不仅广泛应用于医学诊断和治疗。而且在晶体结构分析、工业探伤、货运集装箱透视检查、观察分析物质,对半导体和微型机械进行精细加工等科学研究方面也发挥着巨大作用。

# 第二节　X射线的基本特性

X射线虽然不被我们看到、听到、闻到、触摸到,但就本质而言,X射线与可见光、红外线、紫外线、γ射线一样,同属于电离辐射,是电磁辐射谱大家庭中的一部分,都是电磁波,都具有波动性和粒子性。X射线是一种波长极短,能量

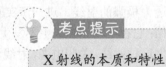

考点提示

X射线的本质和特性

很大的电磁波,X射线的波长比可见光的波长更短(在0.001～100纳米,医学上应用的X射线波长在0.001～0.1纳米之间),X光子能量比可见光的光子能量大几万至几十万倍。X射线还有其自身独特的性质,其基本特性可概括为以下三个方面。

## 一、物理特性

1.中性高能光子流　X射线在电场和磁场中不发生偏转,是一种不带电的中性高能光子流。

2.穿透作用　X射线因其波长短,能量大,照在物质上时,仅一部分被物质所吸收,大部分经由原子间隙而透过,表现出很强的穿透能力。X射线穿透物质的能力与X射线光子

的能量有关,X射线的波长越短,光子的能量越大,穿透力越强。其穿透本领还与被照物质的密度和原子序数等因素有关。物质密度越大,穿透能力越弱;物质原子序数越高,穿透能力越弱。而人体不同组织器官的密度和元素构成是不同的,当X射线穿透人体不同部位之后,射线就会有强弱的差异,这种具有强弱差异的X射线在胶片或荧光屏上可以形成可见的影像。

3. 荧光作用  X射线波长很短不可见,但它照射到某些化合物如磷、铂氰化钡、硫化锌镉、钨酸钙等时,可使物质发生荧光(可见光或紫外线),荧光的强弱与X射线量成正比。这种作用是X射线应用于透视的基础,利用这种荧光作用可制成荧光屏,用作透视时观察X射线通过人体组织的影像,也可制成增感屏,用作摄影时增强胶片的感光量。

4. 电离作用  X射线能引起物质的电离。引起物质电离的主要是次级电子。入射的X射线光子击脱原子中的轨道电子而形成次级电子,这些次级电子仍然具有很高的能量,而且它与入射光子相比更容易与原子中轨道电子作用。所以X射线的电离作用主要是它的次级电子的电离作用。X射线能使原子和分子电离,因此,对有机体可诱发各种生物效应。X射线的电离作用是放射治疗的物理基础。

5. 热作用  X射线与物质作用,一部分被物质吸收,吸收的X射线最终绝大部分将变为热能,使物体温度升高。

### 二、化学特性

1. 感光作用  X射线同可见光一样能使胶片感光。胶片感光的强弱与X射线量成正比,当X射线通过人体时,因人体各组织的密度不同,对X射线吸收的量不同,胶片上所获得的感光度不同,从而获得X射线的影像。感光特性被广泛应用于人体X射线摄影和工业无损探伤检查中。

2. 着色作用  某些物质的结晶体如铅玻璃、水晶、铂氰化钡等,经X射线长期大剂量照射后,会脱水而渐渐改变颜色。我们称之为着色作用。

### 三、生物效应特性

X射线对生物组织、细胞(特别是增殖性强的细胞)具有抑制、损伤甚至坏死作用,称为X射线物生物效应。生物效应是很复杂的,涉及体内许多变化过程。生物体吸收了辐射能量后,通过一系列复杂的生物学过程,导致可观察到的生物效应的变化,包括生物分子、细胞功能和代谢结构的变化。这些过程可以是几秒钟完成,也可能持续许多年。人体组织吸收一定量X射线后,根据其敏感程度的不同,而出现种种反应,这个特性可在肿瘤放疗中得到充分应用。但X射线对正常人体组织也能产生损伤作用,所以应注意对非受检部位和非治疗部位的屏蔽防护。X射线对人体的损伤是一种特殊的致害因子,它是一种电离放射损伤。电离辐射的另一类效应是可能导致细胞恶性变化或造成严重遗传疾患。

## 第三节  X射线的产生条件和装置

### 一、X射线的产生条件

研究证明,凡高速带电粒子撞击物质而突然受阻时,都能产生X射线。医用X射线是高速电子撞击靶物质产生的。由此可见，X射线产生应具备三个条件：

1. 电子源 电子源能提供所需数量的电子。

2. 高速电子流 要使电子成为高速电子需要两个条件：一是有一个给电子加速的高压电场，在高压电场的作用下，电子获得足够大的动能；二是有一个高真空度的空间，使电子在高压电场作用下而加速运动的过程中，免遭气体分子的阻挡而降低能量。

3. 阳极靶 要有一个能经受高速电子撞击而产生X射线的靶。

## 二、X射线的产生装置

X射线的产生装置是根据X射线产生所需的条件来确定的。X射线机是一种X射线的产生装置，其核心部件是X射线管。X射线管的规格型号繁多。按焦点不同可分为单焦点、双焦点X射线管；按阳极是否转动可分为固定阳极和旋转阳极X射线管（图2-3）；按靶物质不同可分为钨靶、钼靶等X射线管。但无论何种X射线管都是由阴极、阳极和管壳等基本部分构成。

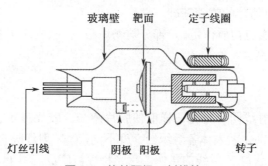

图2-3 旋转阳极X射线管

1. 阴极 为电子源。阴极的作用是通电加热后能按需要提供足够数量的电子。阴极灯丝多用钨丝绕制而成，灯丝电压可在2～20V之间调节。接通电源，灯丝加热，当温度升到一定值时，钨原子的轨道电子获得能量便脱离原子核的束缚而逸出灯丝表面，在灯丝周围形成电子云。灯丝电压越高，灯丝温度便越高，每秒钟逸出灯丝表面的电子数目就越多。当在阴极和阳极之间接通高电压（阴极为负，阳极为正）时，在强电场的作用下，阴极灯丝表面的电子会加速奔向阳极形成管电流，管电流通常用mA为单位。

2. 阳极 阳极又称阳极靶，是使高速电子突然受阻而产生X射线的地方。作阳极靶的材料既要耐高温又要散热性能好。因为高速电子轰击阳极靶时，电子的动能转变为X射线的能量不足1%，99%的电子能量在阳极变为了热能，这样就使阳极产生很高的温度。为了解决阳极靶温度升得过高的问题，阳极通常由阳极靶面和散热体两部分组成，即将钨材料靶面焊接在实心或空心铜材料圆柱体上，以便能及时将热量传出管外，保护阳极靶面不致因高温而熔化。钨原子的原子序数高、熔点高，但导热性能差，铜的原子序数和熔点较低，但导热性能好，结合两者的优点故将阳极制做成将钨靶面镶嵌在铜散热体上的结构。

固定阳极X射线管，由于焦点面（电子流在靶上的撞击面积）受温度的限制，功率不能太大。若功率太大，温度将过高，靶面会融化，使靶面凹凸不平，在工作中会产生大量的散射线，影响了影像质量，增加了射线的环境污染和防护的难度，降低了X射线管的使用寿命。若增大焦点面也会影响影像质量。为解决既要焦点小又要功率大的矛盾便产生了旋转阳极X射线管。旋转阳极做成一个倾斜的梯形圆盘,可随电机转子在管内高速旋转。这样,被电子撞击的靶面就是整个环形圆盘,避免了局部过热,使X射线管的容量大大提高。

3. 管壳 其作用是形成一个高真空度的空间。管壳必须不漏气、耐高温、绝缘性能好、吸收X射线少。一般采用含有多种化学成分的硬质玻璃制成。

X射线产生装置的其他部分还有高压发生器、控制台等。

# 第四节 X射线的产生原理

## 一、电子与物质的相互作用

X射线是高速电子与靶物质相互作用产生的,因此,有必要研究电子与物质的相互作用过程。电子与物质相互作用过程,就是电子与物质原子的原子核或核外电子的作用过程。

当入射高速电子从原子核旁近距离经过时,由于受原子核库仑电场的作用,入射电子将连续地损失能量,损失的能量以X光子的形式释放出来,即变为辐射能($E_{辐射}$)。

当入射电子与原子中的核外电子作用时,其损失的能量,一部分因为碰撞转变为热能($E_{热}$),一部分使物质原子失掉电子而变成离子,即发生电离,变为电离能。所以入射高速电子与物质相互作用时,其损失的能量可转换为辐射能、电离能、热能三部分,即:

$$E = E_{辐射} + E_{电离} + E_{热} \tag{2-1}$$

## 二、X射线的产生原理

X射线产生于高速电子轰击靶原子。由于高速电子与靶原子核作用时速度的连续变化而产生连续X射线;而由于轨道电子的内壳层跃迁便产生特征X射线。

高速电子被靶物质阻止的过程是复杂的,它不仅与靶面的原子作用,而且还能穿过原子的间隙与内部的原子作用。一般情况下,电子在失去其全部能量之前要受到很多次的碰撞,例如一个1MeV的高速电子在被完全阻止之前,会遭受1万次的碰撞。每一次碰撞,电子不仅要损失部分能量,而且往往还要改变运动方向,电子作用的对象也是不断变化的,它可能与原子核作用,也可能与原子核外的电子作用,所以电子在物质中的运动过程是很复杂的。X射线是高速的入射电子与靶物质相互作用而产生的,或者说入射高速电子在与物质相互作用时,入射电子的能量转换成了X射线光子的能量。

### (一)连续X射线

当高速电子与靶物质原子的原子核相互作用时,由于受核库仑电场的作用急剧减速,其速度发生连续变化,所产生的X射线叫连续X射线(又称韧致辐射)。

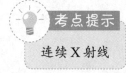
考点提示
连续X射线

1. 连续X射线的产生原理 如图2-4,当一个能量为E的高速电子与原子核相互作用时,入射电子会损失能量$\Delta E$,并改变运动方向。损失的能量就以X射线光子形式释放出来,光子的能量$h\nu = \Delta E$。入射高速电子在与靶原子核的相互作用过程中,可将部分或全部能量转变为X射线,X射线光子能量的大小与入射电子损失的能量大小相等。入射电子损失能量大,X射线光子能量大;入射电子损失能量小,X射线光子能量小。入射电子与原子核相互作用后,有的是经过一次辐射碰撞就耗尽自己的全部能量,而绝大多数电子则要经过多次碰撞,逐渐地耗尽自己的能量。每个电子每经历一次碰撞便产生一个光子,多次碰撞产生多次辐射,而在这多次辐射中每次产生的光子其能量不尽相同,因而产生了光子能量从零到某一最大值的连续X射线谱。

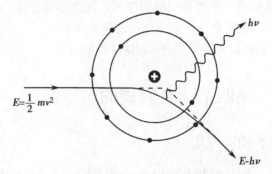

图2-4 高速电子与原子核相互作用

另外,X射线机多是交流电源供电,虽然经过半波或全波整流,但X射线管得到的加速电压仍然是脉动的。用这种脉动电压加速的电子,宏观上看电子速度也是脉动变化的。可见在X射线管中电子与靶原子核的相互作用,其实是一些能量随管电压周期变化的电子群与靶原子核的作用,这也是产生范围很宽的连续X射线谱的一个重要原因。

在连续X射线谱的所有光子中,光子能量的最大极限不可能大于电子能量,而只能小于或等于电子的能量。在峰值电压下加速的最大能量的电子,正对靶原子核一次剧烈撞击突然受阻停止,将其全部能量转变为一个光子,这个X射线光子能量最大。最大能量光子的能量等于最大能量入射电子的初始动能。而入射电子动能由X射线管两端所加电压决定。所以最大光子能量可以用X射线管两端管电压描述。

2. 连续X射线的最短波长 图2-5是使用钨靶X射线管,管电流保持不变,将管电压从20kV逐步增加到50kV,同时测量各波段的相对强度而绘制成的X射线谱。

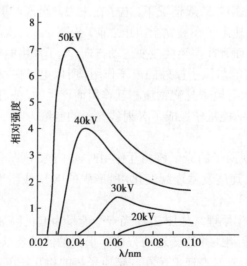

图2-5 较低管电压下钨靶连续X射线谱

由图2-5中曲线可见,连续谱的强度随波长而连续变化。每个管电压对应一条曲线,每条曲线都有一个强度最大值,并在短波方向上有一个波长极限,称为最短波长($\lambda_{min}$)。随着管电压的升高,各波段强度都相对增大,同时强度最大值和最短波长值均向短波方向移动。

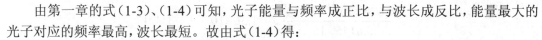

由第一章的式（1-3）、（1-4）可知，光子能量与频率成正比，与波长成反比，能量最大的光子对应的频率最高，波长最短。故由式（1-4）得：

$$\lambda_{min} = \frac{hc}{\varepsilon_{max}}$$

将普朗克常数 h = $6.626 \times 10^{-34}$ J·s，光速 c = $3 \times 10^{8}$ m·$s^{-1}$ 代入上式，光子能量以 keV 为单位，有：

$$\lambda_{min} = \frac{1.24}{keV} \times 10^{-6} m = \frac{1.24}{keV} nm$$

又因为最大光子能量的 keV 值恰好等于管电压的千伏值（kV），所以有：

$$\lambda_{min} = \frac{1.24}{kV} nm \qquad (2-2)$$

上式中的 kV 是指 X 射线管峰值电压的千伏值，keV 是电子或 X 射线光子能量的千电子伏值，两者物理意义不同。但它们又有联系，例如，电子在管电压为 100kV 的电场中获得的最大能量显然是 100keV，而 100keV 的高速电子在与靶原子相互作用中产生的最大能量的 X 射线光子也是 100keV。

X 射线的最短波长对应最大光子能量；最大光子能量的 keV 值对应管电压的 kV 值。因此若测得 X 射线谱中的最大光子能量的 keV 值，就可推断电压的 kV 值，反之亦然。

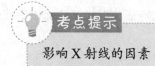

由式（2-2）可知，连续 X 射线的最短波长只与管电压有关，而与其他因素无关。若管电压分别为 20kV、30kV、40kV 和 50kV 时，可方便地计算出相应的最短波长为 0.062nm，0.041nm，0.031nm 和 0.025nm。

3. 连续 X 射线强度及影响因素　从图 2-5 可以看出，虽为同一 X 射线管，管电压不同产生的连续 X 射线谱也不同。每条谱线都有一个强度最大值，最大强度对应的波长值称为最强波长，其值约在最短波长的 1.5 倍处。即：

$$\lambda_{最强} = 1.5\lambda_{min} \qquad (2-3)$$

由于过滤不同，连续 X 射线的平均能量一般为最大能量的 1/3～1/2。其平均波长约为最短波长的 2.5 倍。即：

$$\lambda_{平均} = 2.5\lambda_{min} \qquad (2-4)$$

【例】求管电压为 85kV 时，产生连续 X 射线的最短波长、最强波长、平均波长和最大光子能量。

解：产生连续 X 射线的最短波长为：

$$\lambda_{min} = \frac{1.24}{kV} = \frac{1.24}{85} nm = 0.0146nm$$

最强波长为：

λ 最强 =1.5λmin=1.5×0.0146nm=0.0219nm

平均波长为：

λ 平均 =2.5λmin=2.5×0.0146nm=0.0365nm

最大光子能量与管电压峰值数值相同，为 85keV。也可用公式计算：

$$\varepsilon_{max} = h\nu_{max} = \frac{hc}{\lambda_{min}}$$

$$= \frac{6.626 \times 10^{-34} \times 3 \times 10^{8}}{0.0146 \times 10^{-9}} J = 1.36 \times 10^{-14} J = 85keV$$

或：

$$\varepsilon_{\max} = \frac{1.24}{\lambda_{\min}} = \frac{1.24}{0.0146} keV = 85keV$$

### （二）特征X射线

当高速电子与物质原子的核外电子相互作用时，所产生的X射线叫特征X射线。

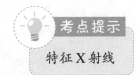

考点提示

特征X射线

1. 特征X射线的产生原理　当一个能量足够高的入射电子与靶物质原子的核外轨道电子作用时，入射电子将靶原子的内壳层电子击脱，在原子内壳层形成一个空穴，使原子处于不稳定的激发态。当外层高能电子跃迁填充该空穴时，便释放出能量（$h\nu_{nk}$）等于电子跃迁前（$E_n$）后（$E_k$）原子两能级之差的光子［见第一章式（1-1）］。

由于这个光子能量等于原子两能级之差，而与入射电子能量大小无关，所以释放出的X光子能量具有原子的特征，故这时产生的X射线称为特征X射线。由于每一种原子的能级都不相同，跃迁产生的X线光谱与每一种原子是对应的，所以光谱可以用来识别原子，因此特征X射线又称标识谱线。图2-6是钨靶原子特征放射示意图。

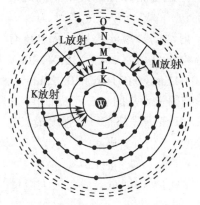

图2-6　钨靶原子的特征放射示意图

当钨靶原子的K层电子被击脱，原子处于一个高能态，出现的K电子空位可由L、M、N、O等能级较高的壳层电子或自由电子跃迁填充，填充之后原子处于一个较低能量状态，原子从高能态过渡到低能态，便产生包括不同能量光子的K系特征X射线。同样当L层电子被击脱，便产生L系特征X射线，依此类推。外层电子由于能级差甚小，只能产生紫外线或可见光等低能量范围的光子。

2. 特征X射线的激发电压　入射电子要把原子中某轨道电子击脱，入射电子的动能必须大于轨道电子在原子中的结合能。只有当入射高速电子的动能大于其结合能时，轨道电子才有可能被击脱造成电子空位，而产生特征X射线。而入射电子动能完全由管电压决定。因此，对不同的靶材料，产生各系特征X射线，均对应一组最低管电压值。这些确定的最低管电压值称为激发电压。以钨原子为例，钨的K电子结合能为69.51keV，那么钨的K系激发电压就是69.51kV。如果低于此激发电压，将不会产生钨的K系特征X射线。但可以产生其他各系的特征放射（表2-1）。在发生K系放射的同时，也伴随着其他各系的激发和辐射过程的发生。但是其他各系的光子能量低，强度弱，通常被靶面和管壁所吸收，而不能辐射出去，因此，只有 K 系放射才是重要的。

表2-1　几种靶材料产生K、L系特征放射的激发电压

| 靶材料 | 原子序数 | 激发电压(kV) | |
| --- | --- | --- | --- |
| | | K 系 | L 系 |
| Al（铝） | 13 | 1.56 | 0.09 |
| Cu（铜） | 29 | 8.98 | 0.95 |
| Mo（钼） | 42 | 20.00 | 2.87 |
| Sn（锡） | 50 | 29.18 | 4.14 |
| W（钨） | 74 | 69.51 | 12.09 |
| Pb（铅） | 82 | 88.00 | 15.86 |

3．影响特征 X 射线的因素　高能入射电子与靶物质原子作用会产生连续 X 射线和特征 X 射线。如图 2-7 所示。

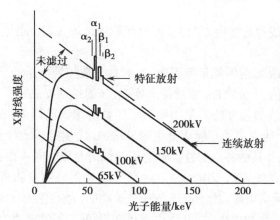

图 2-7　较高管电压下钨靶 X 射线谱

特征 X 射线只占很少一部分，并不重要。对钨靶 X 射线管来说，低于 K 系激发电压将不会产生 K 系放射；管电压在 80～150kV 时，特征 X 射线只占 10%～28%；管电压高于 150kV，特征 X 射线相对减少；管电压高于 300kV 时，特征 X 射线可以忽略。所以，医用 X 射线主要是连续 X 射线，但在物质结构的光谱分析中使用的是特征 X 射线。

# 第五节　X 射线的量、质及强度

## 一、X 射线量和质的概念及表示方法

1．X 射线的量　X 射线的量是指 X 线光子的多少。在 X 射线摄影工作中，一般是用管电流（mA）和照射时间（s）的乘积来反映 X 射线的量，以毫安·秒（mA·s）为单位。管电流大，表明单位时间撞击阳极靶的电子数多，由此激发出的 X 射线光子数也增加；照射时间长，X 射线量也大。所以，管电流和照射时间的乘

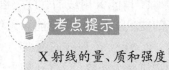

考点提示

X 射线的量、质和强度

积能反映X射线的量。例如，一次拍片需要的X射线量为20mA·s就可选择400mA×0.05s或50mA×0.4s等。

2.X射线的质　X射线的质是指X射线的硬度，即穿透物质本领的大小。X射线的质完全由光子能量也即X光子的频率（或波长）决定，X光子的频率越高（波长越短），能量越高，穿透本领越强，X线质越硬。反之，X射线的波长变长，穿透力变弱，X射线的硬度变小。穿透本领与X光子的数量无关。

从X射线管射出的X光子能量主要由管电压和X射线管出射口处的过滤物质及厚度决定。管电压越高，激发的X射线光子能量越大；同种材料的过滤板越厚，X射线中低能成分被吸收的就越多，使X射线的线质越硬。在过滤一定时，通常用管电压的千伏值kV来粗略描述X射线的质。放射诊断学中，由于X射线是连续能谱，精确描述X射线的质比较复杂，实际工作中，有时还用半价层等物理量来表示X射线质。

## 二、影响X射线量和质的因素

影响X射线量和质的因素有管电流（mA）、管电压（kV）、靶物质（Z）、高压波形及过滤情况等。

1.管电流　X射线管的管电流增大，X射线量随之增大，X射线强度也增大，但不影响X射线的质。

2.管电压　在诊断X射线能量范围内，X射线的质随管电压的增大而增大。随着管电压的增大，线束中的高能成分增加，穿透能力增强，X射线质提高。

3.靶物质　X射线的强度随着靶物质原子序数的增大而增大，靶物质原子序数大，产生X射线的效率提高，线束中的高能成分也明显增加，线质提高。对于特征X射线，随着靶原子序数的增大，K系及其他各系的特征辐射能量也向高能方向移动。

4.高压波形　X射线管两端电压波形对产生的X射线的量和质有明显的影响。单相电源的半波或全波整流供电时，由于高压波形是脉动的，故产生的X射线也呈脉动变化；三相电源的六脉冲和十二脉冲供电时，其管电压更接近恒压，由此产生的X射线脉动变化小，其量和质与单相全波整流相比均提高10%～15%。例如，拍摄头颅侧位片，在其他条件不变时，单相全波整流X射线机使用72kV，而改用三相全波整流X射线机只需要64kV就可获得相同的摄影效果。

5.过滤　过滤对X射线的量和质均有很大影响。增加过滤板厚度，可大量衰减连续谱中的低能成分，使能谱变窄，线质提高，但同时X射线量也减小。

在X射线诊断和治疗的临床工作中，熟练运用影响X射线量和质的诸因素，恰当地选择X射线的量和质，这对提高影像质量和降低受检者的受照剂量都具有重要意义。

## 三、X射线的强度

X射线强度是垂直于X线束传播方向的单位面积上，在单位时间内通过的光子数和能量乘积的总和。

1.单能X射线的强度　设在单位时间内通过单位横截面积上的X光子数为N，每个光子的能量均为hv，则单能X射线强度为：$I=Nhv$。

2.连续X射线的强度　实验证明，连续X射线强度（I连）与管电流（i）、管电压（V）、靶物质原子序数（Z）存在如下关系：

$$I_连=K_1iZV^n \qquad (2\text{-}5)$$

式（2-5）中，常数$K_1=1.1\times10^{-9}\sim1.4\times10^{-9}$；对于诊断用X射线：n=2。

由式（2-5）可见，诊断用连续X射线的强度与管电流和靶物质原子序数成正比，与管电压的平方成正比。

3.特征X射线的强度　K系特征X射线强度（$I_特$）可用下式表示：

$$I_特=K_2i(V-V_k)^n \qquad (2\text{-}6)$$

式（2-6）中，i为管电流；V为管电压；$V_k$为K系激发电压；$K_2$和n均为常数，n约等于1.5～1.7。

由式（2-6）可见，K系特征X射线的强度与管电流成正比，管电压大于激发电压时才发生K系放射，并随着管电压的继续升高K系强度迅速增大。

## 第六节　X射线的产生效率

X射线机是一个将输入X射线机的电能转化为X射线光子能量的机器。在X射线管中产生的X射线能量与加速电子所消耗电能的比值，叫做X射线的产生效率。

X射线管产生X射线的效率极低，当X射线管的管电压小于100kV时，X射线产生效率一般不足1%。高速电子99%的能量都在阳极转变为了热能。由此可见，X射线管产生X射线的同时，吸收了大量的热，使阳极靶面温度急剧升高。因此X射线管不能连续工作，并采用钨靶面镶嵌在铜圆柱体上的结构，而且大多采用旋转阳极X射线管。此外，X射线管还必须要有良好的冷却装置，能及时将阳极靶面产生的热量传导出去，以保护阳极靶面不致因高温而损坏。

表2-2列出了钨靶X射线管和加速器产生X射线的效率，从列表数据可以看出，X射线的产生效率随着管电压升高而增大。医用电子直线加速器中产生X射线的效率很高，它的冷却装置却比普通X射线机还简单。

表2-2　钨靶X射线管和加速器产生X射线的效率

| 加速电压 | X射线能（%） | 热能（%） |
|---|---|---|
| 40kV | 0.4 | 99.6 |
| 70kV | 0.6 | 99.4 |
| 100kV | 0.8 | 99.2 |
| 150kV | 1.3 | 98.7 |
| 4MeV（加速器） | 36 | 64 |
| 20MeV（加速器） | 70 | 30 |

X射线的利用率也很低。从X射线管射出供使用的那部分有用X射线，不足阳极靶产生X射线总量的10%。其绝大部分都被阳极靶、管壳、管壁、绝缘油等吸收了。

## 第七节　X射线强度的空间分布

X射线管阳极靶面被高速电子束撞击的面积称为实际焦点。它是产生X射线的地方。从射线管焦点上产生的X射线，在空间各个方向上的分布是不均匀的，即在不同方位上的辐射强度是不同的。其分布情况与靶物质、靶厚度、阳极角、管电压、灯丝形状等多种因素有关。下面讨论不同厚度的靶物质X射线强度的空间分布情况。

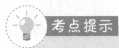

考点提示

X射线强度的空间分布

## 一、薄靶周围X射线强度的空间分布

薄靶即透射式靶，透射阳极X射线管为这个领域的高端产品，它的出现使得X射线管在构造和性能等方面实现了重大突破。当入射电子与薄靶作用时，所产生的X射线强度的分布如图2-8所示。

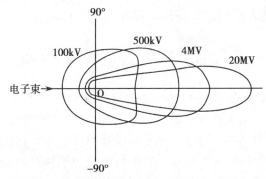

图2-8　薄靶周围X射线强度的空间分布

图2-8中O点表示电子束入射的靶点（焦点）。曲线上各点到靶点O的长度表示X射线在该方向上的强度。由图可见，在管电压100kV时，X射线在各个方向上的强度基本相等。随着管电压的升高，X射线强度的最大值逐渐移向前方（电子束入射方向），其他方向的强度相对减弱。

用来产生高能X射线的医用电子直线加速器，使用的就是透射式薄靶。在加速管中被微波电磁场加速的高能电子束从薄靶的一侧入射，高能X射线和高能电子从靶的另一侧射出。

## 二、厚靶周围X射线强度的空间分布

厚靶可以把入射电子全部阻止，阳极体几乎可把在电子入射方向上产生的X射线全部吸收。具有这种靶的X射线管叫厚靶X射线管或称反射式靶X射线管。厚靶X射线管所产生的X射线分布与阳极角有关。阳极角是指垂直于X射线管长轴的平面与靶面间的夹角θ（图2-9）。

高速入射电子与厚靶作用，不仅与靶表面的原子作用，还可以进入靶物质的不同深度与靶原子作用，直到将电子的能量耗尽为止。因此，入射电子撞击阳极靶，不仅在靶的表面，而且在靶的不同深度都可产生X射线，并向四周放射。

如图2-9，假设入射电子在厚靶内一点O与靶物质作用产生的X射线沿OA、OB、OC三个方向射出，则在靶中所经过的距离$OA_1 < OB_1 < OC_1$。光子在靶中穿行的距离越大，损失的能量越多。因此，到达A、B、C三点的X射线强度不同。靠近阴极端X射线的强度比靠近阳极端X射线的强度强，这个现象称为厚靶X射线强度分布的阳极效应（又称足跟效应）。

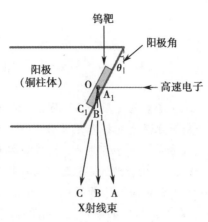

图 2-9　厚靶 X 射线管的阳极效应

图 2-10 是厚靶 X 射线强度沿 X 射线管长轴方向的分布,若规定与 X 射线管长轴垂直且过焦点的中心线的强度为 100%,从其他不同角度看 X 射线的强度分布情况,阳极效应十分明显。

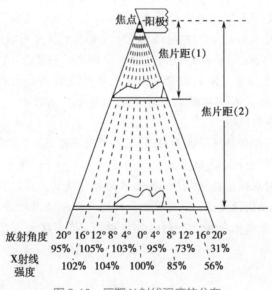

图 2-10　厚靶 X 射线强度的分布

在放射工作中,应注意阳极效应的影响。例如,拍片时应使肢体长轴与 X 射线管长轴平行,并将厚度大,密度高的部位置于阴极端,这样就可以使胶片的感光量较为均匀,可获得好的影像质量。另外应尽量使用中心线附近强度较均匀的 X 射线束摄影。例如,在 1 次拍片中使用的焦片距较小[如图 2-10 中焦片距(1)],投照部位横跨中心线左右各 20°,其两端的强度差为:95%-31%=64%,最大强度差为:105%-31%=74%,如此大的差别,将使这张照片的阳极效应十分明显。若使焦片距拉大[如图 2-10 中焦片距(2)],则投照部位仅横跨中心线左右各 8°,其两端的强度之差仅为 104%-85%=19%,显然这张照片的阳极效应就可达到被忽略的程度。所以焦片距较大时,阳极效应不太明显;在焦片距相同时,小照射野比大照射野的影响小。在投照技术中应尽量利用中心线附近强度较均匀的 X 射线束拍摄照片。

**本章小结**

1. X射线的发现　X射线是德国物理学家伦琴·威廉·康拉德于 1895 年 11 月 8 日发现的。

X射线不仅成为医学诊断和治疗的重要手段，而且在晶体结构分析、工业探伤、货运集装箱透视检查和科学研究等方面也发挥着巨大作用。

2. X射线的基本特性　X射线具有物理特性、化学特性和生物效应特性。物理特性包括中性高能光子流、穿透作用、荧光作用、电离作用和热作用。化学特性包括感光和着色作用。X射线的这些特性既能给人体带来危害，也能被人类很好的利用。

3. X射线的产生条件　产生X射线的条件是：电子源、高速电子流和使电子撞击的靶。

4. X射线的产生原理　高速电子与原子核相互作用产生连续X射线，与核外电子相互作用产生特征X射线。连续X射线光子能量由靶物质、高速电子损失能量的多少等因素决定，特征X射线光子能量由原子能级差决定。

5. X射线的量和质　X射线的强弱用X射线强度表示，X射线强度是X射线量和质的乘积。X射线的量指的是X射线光子数目，X射线的质指的是X射线光子的能量。X射线摄影中用 mA·s 表示X射线的量，用 kV 表示X射线的质。靶物质、管电流、管电压、电压波形、过滤等都是影响X射线量和质的因素。

6. X射线的产生效率　X射线管中高速电子的能量只有大约 1% 变为了X射线能，其余都变成了热能。而X射线利用率不足阳极靶产生X射线总量的 10%，X射线的产生效率和利用率都很低。

7. X射线强度的空间分布　X射线管产生X射线后，在空间分布是不均匀的。产生高能X射线的医用电子直线加速器使用的是透射式薄靶，随着管电压的升高，沿电子束入射方向的X射线强度越来越强，其他方向相对减弱。厚靶X射线管沿长轴方向存在阳极效应，即阴极侧强度强，垂直于管长轴的中心轴线附近的X射线强度较均匀。所以在X射线摄影中应充分注意和利用阳极效应，将厚度大密度高的部位置于阴极侧，并适当拉大焦片距。

（罗慧芳）

 **目标测试**

**一、名词解释**

1. 连续X射线

2. 特征X射线

3. 阳极效应

**二、填空题**

1. X射线是德国物理学家＿＿＿＿＿＿于＿＿＿＿年＿＿＿＿月＿＿＿＿日发现的，因此X射线又称为＿＿＿＿＿射线。

2. 特征X射线光子的能量由＿＿＿＿＿＿＿＿决定。

3. 影响 X 射线量和质的因素是_____、_____、_____、_____和_____。

### 三、选择题

1. 关于 X 射线的穿透能力下述错误的是
   A. X 射线能量越大，穿透能力越强
   B. 被照射物质密度越大，穿透能力越弱
   C. 被照射物质原子序数越高，穿透能力越弱
   D. X 射线的穿透能力与被照射物质的密度和原子序数无关

2. 摄影中 X 射线的量用什么表示
   A. 管电流　　　　B. 管电压　　　　C. 管电流×曝光时间　　D. 曝光时间

3. 摄影中 X 射线的质用什么表示
   A. 管电流　　　　B. 管电压　　　　C. 管电流×曝光时间　　D. 曝光时间

4. 厚靶周围 X 射线强度的空间分布情况是
   A. 存在阳极效应，即阳极侧 X 射线强度大
   B. 存在阳极效应，即阴极侧 X 射线强度大
   C. 各个方向分布均匀
   D. 中心线附近强度最大

5. 在使用厚靶 X 射线机拍片工作中，考虑到阳极效应，应采取的措施是
   A. 使肢体长轴与 X 射线管长轴平行，将厚度大、密度高的部位置于阴极侧，并适当拉大焦片距
   B. 使肢体长轴与 X 射线管长轴平行，将厚度大、密度高的部位置于阳极侧，并适当拉大焦片距
   C. 使肢体长轴与 X 射线管长轴平行，将厚度大、密度高的部位置于阴极侧，并适当缩小焦片距
   D. 使肢体长轴与 X 射线管长轴垂直，将厚度大、密度高的部位置于阴极侧，并适当拉大焦片距

### 四、简答题

1. X 射线有哪些特性？
2. X 射线的产生条件是什么？ X 射线管是如何满足这些条件的？
3. 在 X 射线摄影中应如何注意和利用阳极效应？

### 五、计算题

求管电压为 100kV 时，产生连续 X 射线的最短波长、最强波长、平均波长和最大光子能量。

# 第三章　X射线与物质的相互作用

**学习目标**

1. 掌握：X射线与物质相互作用规律及光电效应、康普顿效应、电子对效应发生的机制。
2. 熟悉：X射线与组织相互作用；各种效应发生的概率以及对影像质量、辐射剂量的影响；窄束X射线、宽束X射线的概念及在介质中衰变的规律。
3. 了解：X射线与物质作用规律在射线诊断、屏蔽防护中的应用。

　　X射线与物质的相互作用都是和物质原子发生相互作用，当X射线通过物质时，小部分从物质原子的间隙直接透过，大部分被吸收和散射，从而产生各种物理的、化学的及生物的效应。作用的结果可能发生光子的吸收、弹性散射和非弹性散射，这些都是物质吸收X射线能的结果。

　　X射线是一种不带电电离辐射，它通过物质时只引起少量的初级电离，而绝大部分电离都是由初级电离产生的带电粒子引起的次级电离。电离和激发是辐射能传递给物质的主要过程，所谓X射线的生物效应主要是它们的次级电子所产生的生物效应。

　　X射线与物质相互作用过程不是简单的能量转移，而是一个很复杂的过程。主要包括X射线与物质相互作用的主要过程，包含光电效应、康普顿效应和电子对效应，X射线与物质相互作用的其他过程，包含相干散射和光核作用。

## 第一节　X射线与物质相互作用的主要过程

### 一、光电效应

#### （一）光电效应的产生过程

　　光电效应又称光电吸收，它是X射线光子被原子全部吸收的作用过程。一个能量为$hv$的入射光子通过物质时，与物质原子的轨道电子发生相互作用，将能量全部转移给这个电子，而X射线光子本身被吸收，获得能量的电子脱离原子核的束缚成为自由电子，这个作用过程称为光电效应。

**考点提示**

　　X射线与物质相互作用的主要过程

光电效应中得到能量脱离原子的电子称为光电子，原子的电子轨道出现一个空位而处于激发状态，由能量守恒定律可知，光电子的能量$E_e$等于入射光子的能量$hv$减去电子在原子中的结合能$E_B$。图3-1是光电效应示意图。

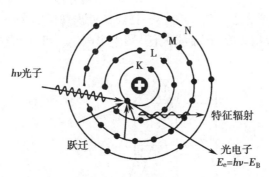

图3-1 光电效应

放出光电子的原子变为正离子，此时原子处于不稳定的激发态，其电子空位很快被外层电子跃迁填充，同时放出特征X射线光子。有时特征X射线光子在离开原子之前又将外壳层电子击脱，被击出的电子称为俄歇电子。可见，光电效应的实质是物质吸收X射线产生电离的过程。

光电效应主要发生在结合能较大的K层。在此过程中产生：①正离子（丢失电子的原子）；②负离子（光电子、俄歇电子）；③特征辐射。

### （二）光电效应的发生概率

光电效应的发生概率与三方面因素有关。

1. 入射光子能量的影响　入射光子的能量必须等于或大于轨道电子的结合能才能发生光电效应。在此条件下，随着入射光子能量的增加，光电效应发生的概率迅速减小，光电效应的发生概率与光子能量的3次方成反比。即：

$$光电效应概率 \propto \frac{1}{(h\nu)^3} \tag{3-1}$$

2. 物质原子序数的影响　随着原子序数越高，光电效应的发生概率迅速增大。光电效应的发生概率与原子序数的4次方成正比，与单位体积内的原子个数N成正比。即：

$$光电效应概率 \propto NZ^4 \tag{3-2}$$

高原子序数物质由于结合能较大，不仅K层，其他壳层电子也较容易发生光电效应。但对低原子序数物质光电效应几乎都发生在K层。在满足光电效应的能量条件下，内层电子比外层电子发生光电效应的概率高出4～5倍。

总之，光电效应发生的概率与入射光子能量的3次方成反比，与作用物质原子序数的4次方成正比。例如，对Z=8的氧来说，当光子能量为10keV时，光电效应所占份额为93%；而100keV时，光电效应所占份额仅为1.7%。对500keV能量的X射线，在通过有效原子序数为7.42的水时，光电作用所致的吸收变为零；而对Z=82的铅来说，光电效应却占到50%。可见，低能X射线在高原子序数物质中最容易发生光电效应。

3. 原子边界限吸收的影响　一般来说，光电效应发生概率随入射光子能量的增大而降低，但当入射光子能量恰好等于原子轨道电子结合能时，光电效应发生概率会突然增大，这种现象称为物质原子的边界限吸收。当入射光子能量等于原子K层结合能时，发生K边界限吸收；等于L层结合能时，发生L边界限吸收；等于M层结合能时，发生M边界限吸收……但最重要的是结合能较大的K边界限吸收，因为光电效应主要发生在K层电子轨道。

图3-2是铅的光电吸收曲线。从曲线上可以看到，在88keV铅的K结合能处，出现突

变折点，光电效应概率增大了几倍。在 13～15keV 处出现铅的 3 个 L 边界限吸收折点；在 2～4keV 处还有 M 边界限吸收，因能量太低，图中未画出。可见，光电效应主要发生在结合能较大的 K 层中。

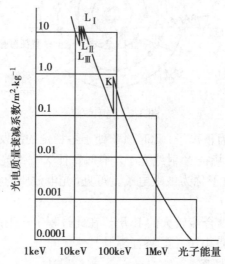

图 3-2　铅的光电质量衰减系数随入射光子能量的变化

物质原子的边界限吸收特性在防护材料的选取、复合防护材料配方及阳性对比剂材料的制备等方面可以得到应用。

**（三）光电效应中的特征放射**

光电效应中产生的特征放射，与 X 射线产生中的特征放射本质完全一样，唯一的区别是用于击脱轨道电子的粒子不同，X 射线管中用的是电子，而光电效应中用的是光子。人体软组织中原子的 K 结合能仅为 0.5keV，发生光电效应时，其特征放射光子也不会超过 0.5keV，如此低能光子，在同一细胞内就可被吸收而变为电子运动能。骨骼中钙的 K 结合能为 4keV，发生光电效应时，其特征放射光子在距发生点几毫米之内就被吸收。由此可见，在人体组织内发生的光电效应，其全部能量都将被组织吸收。

**（四）诊断放射学中的光电效应**

诊断放射学中的光电效应，既有好的一面也有坏的一面。

好的方面是，能产生质量好的照片影像。原因是：①光电效应不产生散射线，增大光电效应可大大减少照片的灰雾。②由于光电效应与原子序数 4 次方成正比，因此光电效应可增加人体不同组织和对比剂对射线的吸收差别，产生高对比度的 X 射线照片，对提高诊断的准确性很有好处。钼靶软组织 X 射线摄影就是利用低能射线在软组织中，因光电吸收的明显差别而产生高对比度照片的。另外，在放疗中，光电效应可增加肿瘤组织的吸收剂量，提高其疗效。

坏的方面是，入射 X 射线通过光电效应可全部被人体吸收，增加了受检者的剂量。从防护角度讲，应尽量减少每次 X 射线检查的剂量。根据光电效应发生概率与光子能量 3 次方成反比的关系，采用高千伏摄影技术，从而达到降低剂量的目的。

## 二、康普顿效应

**（一）康普顿效应的产生**

康普顿效应又称康普顿散射，是入射光子与原子中的外层电子相互作用时发生的，它是 X 射线光子能量被部分吸收而产生散射线的过程。如图 3-3 所示,在相互作用的过程中,光子只将一部分能量传递给外层电子,脱离原子的电子在与光子入射方向成 $\varphi$ 角的方向上射出,此电子称为反冲电子。与此同时,光子本身能量减少并朝着与入射方向成 $\theta$ 角的方向射出,此光子称为散射光子,该光子又称为散射线。图 3-3 中 $h\nu$ 和 $h\nu'$ 分别为入射光子和散射光子的能量,$\theta$ 和 $\varphi$ 分别为散射角和反冲角。

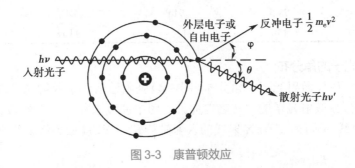

图 3-3　康普顿效应

### (二)康普顿效应的发生概率

康普顿效应的发生概率与光子能量和原子序数有关。

研究证明康普顿效应的发生概率通常与原子序数和单位体积内的原子个数 N 成正比,与光子能量成反比。即:

$$康普顿效应概率 \propto \frac{NZ}{h\nu} \tag{3-3}$$

对低原子序数的水来说,光子能量在 80keV~8MeV 范围内,康普顿效应相对来说是重要的,在 200keV~2MeV 的能量范围内,几乎全部作用都是康普顿效应。

### (三)散射光子的能量

在入射光子能量一定的情况下散射光子能量随散射角增大而减小,相应地反冲电子动能将增大;在散射角一定的情况下,散射光子能量随入射光子能量增大而增大,但增大的速度逐渐减慢;反冲电子动能随入射光子能量增大而同速增大。

康普顿散射中,若光子从电子边上擦过,其偏转角度很小,反冲电子获得的能量也很少,这时散射光子保留了绝大部分能量;如果碰撞更直接些,光子的偏转角度增大,损失的能量将增多;正向碰撞时,反冲电子获得的能量最多,这时反向折回的散射光子能量最小。

在康普顿散射中,入射光子与电子碰撞,自身能量减少,波长增大,理论推导证明,其波长增量为:

$$\Delta\lambda = 0.00243(1-\cos\theta) \tag{3-4}$$

式 3-4 中,波长增量 $\Delta\lambda$ 即散射光子与入射光子的波长差,单位 nm;$\theta$ 为散射角。可见,康普顿散射中光子波长的改变只与散射角有关,即只与碰撞的直接程度有关。

表 3-1 给出了诊断 X 射线在不同偏转角度下,散射光子的能量值。由表 3-1 中提供的数据可见,在诊断 X 射线能量范围内,散射光子仍保留了入射光子的大部分能量。小角度偏转的光子,几乎保留了入射光子的能量。X 射线通过人体时产生的小角度散射光子,不可避免地要到达胶片产生灰雾,影响照片质量。对于其中较大偏转角的散射线,可用滤线器将其吸收,而对偏转角度非常小的散射线,滤线器难以把它们全部滤除。

表3-1 各种偏转角度下散射光子能量

| 入射光子的能量<br>（keV） | 散射光子能量（keV） | | | |
| --- | --- | --- | --- | --- |
| | 30° | 60° | 90° | 180° |
| 25 | 24.9 | 24.4 | 24 | 23 |
| 50 | 49.6 | 47.8 | 46 | 42 |
| 75 | 74.3 | 70 | 66 | 58 |
| 100 | 98.5 | 91 | 84 | 72 |
| 150 | 146 | 131 | 116 | 95 |

### （四）散射光子的角分布

在康普顿效应中，散射光子的角分布（图3-4）强烈地依赖于入射光子的能量。随着入射光子能量的增大，散射光子的分布趋向前方。图中曲线上任何一点到O点的距离，表示在该方向上散射线的强度，若沿X射线的入射轴旋转一周，就成为散射线强度的立体空间分布图。

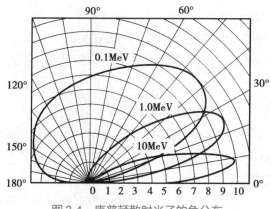

图3-4 康普顿散射光子的角分布

需要指出，康普顿效应中产生的散射线，是X射线检查中最大的散射线来源，散射线增加了照片的灰雾，降低了影像的对比度。从被照射部位和其他被照射物体上产生的散射线充满检查室整个空间。因此对射线工作者和其他处于辐射场的人员应采取相应的防护措施。

> **知识拓展**
>
> 康普顿是美国著名的物理学家、"康普顿效应"的发现者（图3-5）。1892年9月10日康普顿出生于俄亥俄州的伍斯特，1962年3月15日于加利福尼亚州的伯克利逝世，终年70岁。
>
> 1913年，康普顿从伍斯特学院毕业后，进入普林斯顿大学深造，1914年取得硕士学位，1916年取得博士学位。
>
> 康普顿的科学家生涯是从研究X射线开始的。
>
> 1919年至1920年间，康普顿到英国进修，在剑桥卡文迪许实验室从事研究。

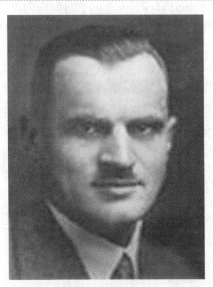

图3-5 康普顿肖像

康普顿于1920年回到美国,当时,康普顿把来自钼靶的X射线投射到石墨上以观测被散射后的X射线。他发现其中包含有两种不同频率的成分,一种频率(或波长)和原来入射的X射线的频率相同,而另一种则比原来入射的X射线的频率小。这种频率的改变和散射角有一定的关系。面对这种实验所观测到的事实,康普顿于1923年提出了自己的解释。他认为这种现象是由光子和电子的相互碰撞引起的。光子把一部分能量传递给电子,减少了它的能量,因而也就降低了它的频率。

由于他对"康普顿效应"的一系列实验及其理论解释,因此康普顿与英国的A.T.R威尔逊一起分享了1927年度诺贝尔物理学奖。这时他年仅35岁。同年,他被选为美国国立科学院院士。

## 三、电子对效应

入射光子,在与靶原子核发生相互作用时,光子突然消失,同时将它的能量转化为一对正、负电子,这个作用过程称为电子对效应(图3-6)。

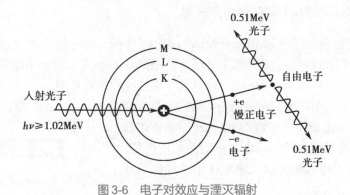

图3-6 电子对效应与湮灭辐射

一个电子的静止质量能是 0.51MeV，一个电子对就应为 1.02MeV。根据能量守恒定律，入射光子的能量就必须等于或大于 1.02MeV，才能发生电子对效应。光子能量超过该能量值的部分就变为了正、负电子的动能（$\varepsilon^+$、$\varepsilon^-$）。即：

$$hv = 1.02\text{MeV} + \varepsilon^+ + \varepsilon^- \tag{3-5}$$

生成的正、负电子在物质中穿行，通过电离和激发不断损失其自身的能量，最后慢化的正电子与电子结合，并转化为两个相反方向运动的光子，该作用过程称为湮灭辐射，湮灭时放出光子称为湮灭辐射（图 3-6）。

电子对效应的发生概率与物质原子序数的平方成正比，与单位体积内的原子个数成正比，并与光子能量成近似正比关系。可见该作用过程对高能光子和高原子序数物质来说才是重要的。

# 第二节 X射线与物质相互作用的其他过程

## 一、相干散射

作用过程：入射光子被原子的内壳层电子吸收并激发到外层高能级上，随即又跃迁回原能级，同时放出一个能量与入射光子相同但传播方向发生改变的散射光子。这种只改变传播方向而光子能量不变的作用过程称为相干散射。相干散射又称瑞利散射。相干散射实际上就是 X 射线的折射。

相干散射的发生概率与物质原子序数成正比，并随光子能量的增大而急剧地减少。在整个诊断 X 射线能量范围内都有相干散射发生，但其发生概率不足全部相互作用的 5%。

## 二、光核作用

光核作用是光子与原子核相互作用而发生的核反应，是一个光子从原子核内击出数量不等的中子、质子和 γ 光子的作用过程。对于不同物质，只有当光子能量大于该物质发生核作用的阈能时，光核作用才会发生。所谓的阈能就是使光核作用发生的入射光子的最小动能。光核作用在诊断 X 射线能量范围内不可能发生，在医用电子加速器等高能射线的放射治疗中发生率也很低。

# 第三节 各种作用发生的相对概率

## 一、Z 和 *hv* 与三种基本作用的关系

在最常见的能量范围内（0.01～10MeV），除少数例外，几乎所有效应都是由光电效应、康普顿效应、电子对效应三种作用过程产生的。图 3-7 对不同入射光子能量 *hv* 和不同吸收物质原子序数 Z，简单明了地指出这三种基本作用过程的相对范围。

由图 3-7 可见，在光子能量较低时，除低 Z 物质以外的所有元素，都以光电效应为主；在 0.8～4MeV 时，无论原子序数大小，几乎全部作用都是康普顿效应；光子能量较高时则电子对效应占优势。图 3-7 中曲线表示相邻两种效应发生概率正好相等处的 Z 和 *hv* 值。

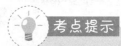
考点提示

相互作用效应产生的概率

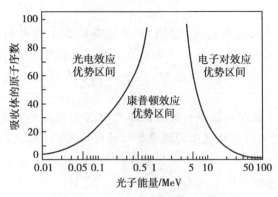

图 3-7　三种主要效应的优势区间

## 二、诊断放射学中各种基本作用发生的相对概率

在诊断 X 射线能量范围内(20～100keV),主要发生的是 X 射线与物质相互作用的主要过程,光电效应和康普顿效应;相干散射所占比例很小,并不重要。若忽略占比例很小的相干散射,则在 X 射线诊断中就只有光电效应和康普顿效应两种作用形式。表 3-2 给出在 20～100keV 范围的 X 射线在水、骨和碘化钠三种物质中发生两种主要作用概率的百分数。

表 3-2　诊断放射学中光电效应和康普顿效应的作用概率与 $\overline{Z}$ 和 hv

| X射线能量(keV) | 水($\overline{Z}$ =7.4) | | 骨($\overline{Z}$ =13.8) | | 碘化钠($\overline{Z}$ =49.8) | |
|---|---|---|---|---|---|---|
| | 光电(%) | 康普顿(%) | 光电(%) | 康普顿(%) | 光电(%) | 康普顿(%) |
| 20 | 70 | 30 | 89 | 11 | 94 | 6 |
| 60 | 7 | 93 | 31 | 69 | 95 | 5 |
| 100 | 1 | 99 | 9 | 91 | 88 | 12 |

表 3-2 中用水代表低 Z 物质,如肌肉、脂肪、体液和空气等;骨含有大量钙质,它代表人体内中等原子序数的物质;碘和钡是诊断放射学中遇到的高原子序数物质,以碘化钠为代表。

表 3-2 中数据说明,随 hv 增大,光电效应概率下降。对低 Z 物质的水呈迅速下降趋势;对高 Z 物质的碘化钠呈缓慢下降趋势;对中等 Z 物质的骨则介于两者之间。对 20keV 的低能 X 射线,各种物质均以光电效应为主。对引入体内的对比剂(碘剂和钡剂),在整个诊断 X 射线能量范围内,光电效应始终占绝对优势。我们掌握不同能量的 X 射线对不同 Z 物质的作用类型和概率,对研究提高 X 射线影像质量,降低受照剂量和优选屏蔽防护材料都有重要意义。

 本章小结

1. X 射线与物质相互作用　X 射线与物质的相互作用有:光电效应、康普顿效应、电子对效应、相干散射和光核作用。在 X 射线摄影范围内主要发生的是光电效应和康普顿效应。

光电效应的发生概率与物质原子序数的 4 次方成正比,与入射光子能量的 3 次方成反比。与人体发生光电效应的 X 射线光子全部被人体吸收,增加了受检者的剂量。

康普顿效应中产生的散射线,是 X 射线检查中最大的散射线来源。这些散射线既给防护带来了困难,又使照片产生灰雾,但正是由于有散射光子的产生,使患者吸收的剂量减小。在 X 射线摄影中,适当提高管电压可以使康普顿效应的概率增加。

2. 各种作用发生的相对概率 放射诊断学中 X 射线与物质发生的主要是光电效应和康普顿效应。这两种作用发生的概率遵循的规律是:$hv$ 增大,光电效应概率下降,康普顿效应概率增加;Z 增大,光电效应概率增加,康普顿效应概率下降。而 $hv$ 可通过管电压控制,Z 可通过对比剂改变。

（陈坤）

 目标测试

**一、名词解释**

1. 光电效应

2. 康普顿效应

**二、填空题**

1. X 射线与物质相互作用形式有:＿＿＿＿＿、＿＿＿＿＿、＿＿＿＿＿、＿＿＿＿＿和＿＿＿＿＿。

2. 光电效应主要发生在结合能较大的＿＿＿＿＿层。

**三、选择题**

1. 康普顿效应中,散射光子的能量与入射光子的能量比较

    A. 小于         B. 大于         C. 等于         D. 大于等于

2. 在 X 射线摄影范围内主要发生的是

    A. 电子对效应               B. 相干散射

    C. 光核作用                 D. 光电效应和康普顿效应

3. 在 X 射线检查中最大的散射线来源是

    A. 光电效应     B. 康普顿效应     C. 电子对效应     D. 相干散射

4. 光电效应的发生概率与什么因素无关

    A. 入射光子能量的影响         B. 物质原子序数的影响

    C. 原子边界限吸收的影响       D. 散射光子能量的影响

5. 只有当入射光子能量大于多少时才可能发生电子对效应

    A. 0.51MeV     B. 1.02Mev     C. 1.53MeV     D. 2.04MeV

**四、问答题**

1. 光电效应的发生概率与哪些因素有关?

2. X 射线摄影中光电效应的利弊是什么?

3. 在进行 X 射线摄影时,康普顿效应产生的散射光子会造成哪些方面的影响?

# 第四章　X射线在物质中的衰减

 学习目标

1. 掌握：连续X射线在物质中衰减规律以及影响X射线在人体中衰减的主要因素。
2. 熟悉：窄束X射线和宽束X射线的概念。
3. 了解：X射线在物质中衰减规律。

　　X射线在其传播过程中强度的衰减，包括距离和物质所致衰减两个方面。

　　可将X射线管焦点视为点放射源。从该点源发出的X射线并向空间各个方向辐射。在以点源为球心，半径不同的各球面上的X射线强度，与距离（半径）的平方成反比，这一规律称X射线强度衰减的平方反比法则。距离增加1倍则X射线强度将衰减为原来的1/4。这一衰减称为距离所致的衰减，也称为扩散衰减。

**考点提示**

距离衰减

　　本章主要研究X射线在物质中的衰减，由于X射线光子通过物质原子会发生散射和吸收，从而导致光电效应、康普顿效应和电子对效应等一系列作用，入射方向上的X射线强度将会有一定程度的衰减，这一衰减称为物质所致的衰减。X射线强度在物质中的衰减规律是X射线形成影像的基础，同时也是进行放射治疗以及屏蔽防护设计的理论根据。

**考点提示**

物质吸收的衰减

## 第一节　单能X射线在物质中的衰减规律

### 一、窄束X射线在物质中的衰减规律

#### （一）单能窄束的概念

　　由相同能量的光子组成的辐射称为单能辐射，它具有单一的波长或频率。所谓窄束是指所包括的散射线成分很少的辐射束。以上两个条件均能满足的辐射束为单能窄束。

　　在单能辐射源与探测器之间放置两个铅准直器，使辐射源、准直孔和仪器探头在一条直线上，然后在两准直器之间放置吸收物质，获得单能窄束X射线（图4-1）。准直器是用一定厚度的铅板制作的，准直孔很小，通过准直孔的X射线束也很细小。准直器的作用是限制线束的面积和吸收散射线。凡离开原射线束方向的散射光子绝大部分被准直器吸收。因此，通过准直器的X射线束所含散射线成分很少，可视为近似理想的窄束。

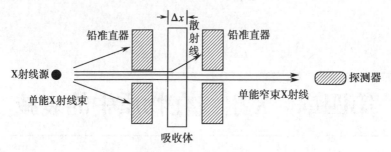

图4-1 获得单能窄束X射线装置示意图

由此可见,这里说的窄束并不仅是指几何学上的细小,而主要是指物理意义上的窄束。

**（二）单能窄束X射线的衰减规律**

1．衰减系数 衰减系数表示射线衰减的程度。

（1）线衰减系数：X射线穿过单位厚度的物质层时,其强度衰减的分数值叫线衰减系数,用 $\mu$ 表示,SI 单位是 $m^{-1}$,在实际应用中还常用其分数单位 $cm^{-1}$。

考点提示

衰减系数

线衰减系数 $\mu$ 与 X 射线能量、吸收物质的原子序数及密度有关。它与吸收物质的密度成正比,而密度又随材料的物理形态而变化,因此,即使是同一种物质,由于密度的不同,其线衰减系数也可能不一样。为了避开这种与物质密度的相关性而便于应用,通常还采用质量衰减系数。

（2）质量衰减系数：质量衰减系数 $\mu_m$ 为线衰减系数除以物质的密度,即：

$$\mu_m = \frac{\mu}{\rho} \tag{4-1}$$

质量衰减系数表示X射线在穿过单位质量厚度（ $1kg \cdot m^{-2}$ ）的物质层时,强度衰减的分数值。其SI 单位是 $m^2 \cdot kg^{-1}$,有时还用其分数单位 $cm^2 \cdot g^{-1}$,两者的换算关系是 $1m^2 \cdot kg^{-1} = 10cm^2 \cdot g^{-1}$。

质量衰减系数的数值与物质的原子序数有关,而与物质密度无关,也就是与物质的物理形态无关。例如水、冰和水蒸气虽然它们的密度和物理形态不同,但都由 $H_2O$ 组成,其质量衰减系数相同。

2．衰减规律 研究证明,单能窄束 X 射线通过均匀物质层时,其强度的衰减符合指数规律。即：

$$I = I_0 e^{-\mu x} \tag{4-2}$$

式（4-2）中,$I_0$ 为入射X射线强度;I为穿过物质层后的X线强度;$\mu$ 为线衰减系数;$x$ 为吸收物质层的厚度;e 为自然对数底,e=2.718······

式（4-2）中的线衰减系数 $\mu$ 也可换成质量衰减系数 $\mu_m$,相应的吸收物质层的厚度 $x$ 为质量厚度 $x_m$。即：

$$I = I_0 e^{-\mu_m x_m} \tag{4-3}$$

现举例说明什么是指数衰减规律。选每层都是 1cm 厚的水模型（图4-2）,放置于（图4-1）准直器中间的 X 射线束中,设 $\mu=0.2cm^{-1}$,并有 1000 个入射单能光子。在通过第一个 1cm 厚的水层时,入射光子衰减了 20%,变为 800 个;再通过第二个 1cm 厚的水层时,又衰减了剩余光子数的 20%,变为 640 个,依此类推。可见指数衰减规律就是射线在通过任何相同厚度的均匀物质时,均按相同比例衰减。从理论上讲,按等比例衰减永远也不会为零。也就是说,很厚的吸收物质层,仍可能有一定强度的射线透过,不可能完全被吸收。

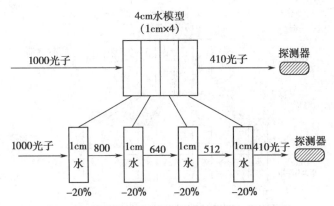

图 4-2　单能窄束 X 射线通过物质时的衰减模型

## 二、宽束 X 射线在物质中的衰减规律

所谓宽束 X 射线就是在窄束 X 射线基础上考虑散射线的影响。将图 4-1 中的铅准直器去掉，那么在吸收物质层中产生的散射光子，也可到达探测器，并与穿过物质层的原射线一同被探测器记录。显然，实际测量值要高于衰减后的窄束强度值，这便是宽束的情况。

若用窄束的衰减规律处理宽束的问题，因为没有考虑散射的影响，将会高估材料的屏蔽效果，使防护设计不够安全。因此引入了宽束积累因子（B）概念。积累因子是描述散射光子影响的物理量，它反映了宽束与窄束的差别。例如，照射量积累因子，表示在考虑的那一点，实际测量的照射量率与不含散射线的原射线照射量率的比值。可见积累因子 B>1。用 B 对窄束 X 射线的衰减规律进行修正，就得到宽束 X 射线的衰减规律：

$$I = BI_0 e^{-\mu x} \tag{4-4}$$

当 B=1 时为窄束情况。

在防护设计中很少用到积累因子，因为供使用的数据多为已经包括散射成分的实际测量值。

# 第二节　连续 X 射线在物质中的衰减规律

## 一、连续 X 射线在物质中衰减的特点

我们实际应用的 X 射线都是能量从某一个最小值到某一个最大值之间的各种光子组成的混合射线。当连续 X 射线通过物质时，各能谱成分的衰减速率不同，低能成分的衰减速率较快，高能成分的衰减速率较慢，其 X 射线的量和质均发生变化，它不再遵循单一的指数衰减规律。

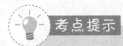

考点提示

连续 X 射线在物质中的衰减特点

连续 X 射线通过物质衰减后总的情况可概括为：X 射线的量减少，即强度减弱；平均能量提高，即 X 射线的线质变硬；由于低能成分大量衰减，使得能谱变窄。

下面举例说明连续 X 射线的衰减特点。如图 4-3，一束连续 X 射线，线束中光子的最大能量为 100keV，平均能量为 40keV，共 1000 个光子，吸收物质是水。当射线通过第一个 1cm 厚的水层时，衰减了入射光子数的 35%，透过光子的平均能量提高到 47keV；在通过第二个 1cm 厚的水层时，又衰减了剩余光子的 27%，光子的平均能量提高到 52keV。如此继续下去，X 射线的平均能量逐渐提高，但由于光子数目的减少，使射线强度逐渐降低了。

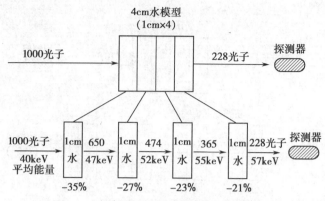

图4-3 连续X射线通过物质时的衰减模型

我们注意到,X射线依次通过1cm的水后,衰减的百分数和平均能量提高的幅度越来越小,这是由于连续X射线谱中的低能成分更容易衰减,随着通过水厚度的增加,谱线中低能成分越来越少,而高能成分相对占的比例逐渐增加,整个谱线范围内的X射线越来越不容易衰减了。

可见,连续X射线在物质中不按等比规律衰减。现在以吸收物质厚度作横坐标,透过的光子数作纵坐标,在相同条件下把单能X射线和连续X射线通过水层的衰减情况绘制在同一半对数坐标纸上(图4-4)。可见连续X射线比单能X射线的衰减幅度大。连续X射线通过物质的衰减特点,对X射线的防护很有应用价值。例如可用于改进和完善X射线机出线口处的过滤装置,以降低受检者和患者的受照剂量。

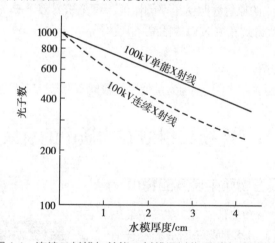

图4-4 连续X射线与单能X射线通过物质时衰减的比较

表4-1是连续X射线和单能X射线特点的比较。

表4-1 连续X射线和单能X射线特点的比较

| | 连续X射线 | 单能X射线 |
|---|---|---|
| 构成特点 | 1 连续能谱(由多种能量光子组成) | 单一能谱(由单一能量光子组成) |
| | 2 光子平均能量为最大能量的1/3～1/2 | 每个光子能量=平均能量=最大能量 |
| 衰减特点 | 1 通过物质时各能谱成分衰减速率不同,低能成分衰减快,高能成分衰减慢 | 通过物质时服从指数衰减规律,按等比例衰减 |
| | 2 通过物质时,强度衰减,线质提高,能谱变窄 | 通过物质时,强度衰减,线质和能谱均无变化 |

## 二、影响X射线衰减的因素

影响X射线衰减因素主要有X射线谱、物质密度和原子序数。

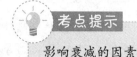

**考点提示**

影响衰减的因素

1. X射线谱对衰减的影响　连续能谱的X射线通过物质时，低能部分通过光电效应强度迅速衰减；高能部分主要通过康普顿效应而被衰减。作为一般规律，光子能量高，则透过的多衰减的少，反之，则透过的少衰减的多。

表4-2给出的是不同能量的单能X射线通过10cm厚的水模型时透过光子的百分数。显然，随着光子能量增加，透过光子所占的百分数亦增加。

表4-2　单能窄束X射线通过10cm的水的透过百分数

| 能量（keV） | 透过百分数（%） | 能量（keV） | 透过百分数（%） |
|---|---|---|---|
| 20 | 0.04 | 60 | 13.0 |
| 30 | 2.5 | 80 | 16.0 |
| 40 | 7.0 | 100 | 18.0 |
| 50 | 10.0 | 150 | 22.0 |

2. 密度对衰减的影响　X射线的衰减与物质密度成正比关系。这是因为密度增加，单位体积内的原子、电子数也增加，故相互作用的概率也就增加。人体内除骨骼外，其他组织的有效原子序数相差甚微，但由于密度不同，这便形成衰减的差别，而产生了X射线影像。

3. 原子序数对衰减的影响　光电效应的概率与物质原子序数的4次方成正比，康普顿效应的概率与原子序数成正比。因此，当物质原子序数越高时，射线被吸收得越多。

透射量随射线能量的增加而增加的规律，对低Z物质是正确的。对高Z物质则不然，当射线能量增加时，透过量还可能突然下降。这种现象的产生，是由于原子的K边界限吸收造成的。由图3-2可知铅的K边界线在88keV处。在此能量下由于光电效应发生的概率突然增大，射线得到了大量的衰减。图4-5是铅和锡的衰减曲线。在锡的K边界吸收限（29keV）处，其质量衰减系数发生突变并超过了82号元素铅。这一反常现象一直延续到88keV（铅的K边界吸收限）。显然，在29~88keV之间，50号元素锡比82号元素铅对X射线具有更强的衰减本领。在诊断X射线能量范围内，锡比铅有更好的屏蔽防护性能。

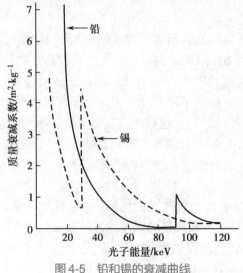

图4-5　铅和锡的衰减曲线

37

## 三、X射线的过滤

医用 X 射线是连续能谱，低能成分在通过人体时大部分被吸收，不能透过人体，不仅对形成影像没有任何贡献，还大大增加了被检者的吸收剂量。为了获得最佳的影像质量，同时减少低能 X 射线对人体的伤害，应采用恰当的过滤措施，预先将低能成分滤掉，使射线的平均能量提高，这一过程就是所谓的过滤。过滤的目的是滤掉无用的低能成分，而让有用的高能成分通过。X 射线的过滤包括固有过滤和附加过滤两部分（图 4-6）。

### （一）固有过滤

固有过滤是指 X 射线管组装体本身的过滤，即从 X 射线管阳极靶到不可拆卸的过滤板之间的过滤的总和。它包括 X 射线管的玻璃管壁、绝缘油、管套上的窗口和不可拆卸的过滤板（图 4-6）。固有过滤一般用铝当量（mmAl）表示。所谓铝当量是指一定厚度的铝板与其他过滤材料相比较，若对 X 射线具有相同的衰减效果，则此铝板厚度（mm）就是该过滤材料的铝当量。一般诊断 X 射线机的固有过滤在 0.5～2mmAl。

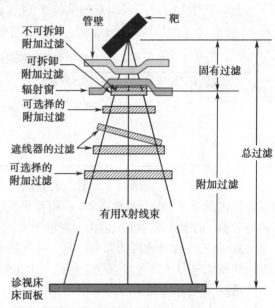

图 4-6 X 射线过滤示意图

个别特殊情况需要使用低过滤 X 射线，因为过滤虽然可以提高 X 射线的平均能量，但却降低了组织的对比度。在一般 X 射线摄影中这种降低无关紧要，但对软组织摄影，若降低对比度就会严重影响照片质量。铍窗口就是为产生低过滤而设计的。由于铍的原子序数（Z=4）低，它比玻璃窗口能透过更多的低能射线。这种 X 射线管具有最小的固有过滤，适于软组织特别是女性乳房的 X 射线摄影和表层放射治疗。

### （二）附加过滤

附加过滤包括用工具可拆卸的附加过滤板、可选择的附加过滤板、遮光器中反光镜和有机玻璃窗的过滤等（图 4-6），附加过滤可以使 X 射线得总强度减少，分布均匀，硬度提高。

1. 过滤板的选择　医用诊断 X 射线通常选用铝过滤板，对治疗用高能 X 射线还用铜、锡、铅作过滤板。必须指出，高原子序数物质不能单独作过滤板使用，而应与低原子序数物质组成复合过滤板，复合过滤板可以包括两层或更多层的不同物质。使用复合过滤板时应注意将原子序数高的一面面向 X 射线管，原子序数低的一面面向受检者。这样，高原子序数滤板层产生的特征辐射能被低原子序数的滤板层吸收，至于低原子序数滤板层产生的特征辐射则可被空气吸收。

2. 过滤板的厚度　随着过滤板厚度的增加，低能射线迅速衰减，高能射线衰减缓慢。表 4-3 为各种单能光子在穿过不同厚度的铝过滤板时衰减的百分数。

由上表可知，2mm 的铝过滤板能把 20keV 以下的绝大部分低能光子吸收。在实际工作中应根据检查类型具体考虑管电压和过滤板厚度的适当组合。

表4-3 不同厚度的铝过滤板对不同能量的单能X射线衰减的百分数（%）

| 光子能量（keV） | 1mmAl | 2mmAl | 3mmAl | 10mmAl |
|---|---|---|---|---|
| 10 | 100 | 100 | 100 | 100 |
| 20 | 58 | 82 | 92 | 100 |
| 30 | 24 | 42 | 56 | 93 |
| 40 | 12 | 23 | 32 | 73 |
| 50 | 8 | 16 | 22 | 57 |
| 60 | 6 | 12 | 18 | 48 |
| 80 | 5 | 10 | 14 | 39 |
| 100 | 4 | 8 | 12 | 35 |

必须指出，高千伏摄影时，一定要采取厚过滤，使用低过滤而进行高千伏摄影，对受检者是十分有害的。为此，在X射线机出线口处应设置更换过滤板的装置。工作人员应根据检查类型和所用管电压随时更换附加过滤板的厚度。在X射线机的设计上，应增加链锁控制装置，使机器在无适当过滤的情况下，不能曝光，以避免出现差错。

当增加管电压和过滤时，会提高透射率，但照片的对比度降低，特别是骨的对比度减小。当骨的对比度不占重要地位时，如颈部和胸部的照片，可采用高电压、厚过滤技术。

另外，用钡检查时，由于钡本身的对比度高，故可用硬质X射线，以降低受检者剂量。产科照相剂量限制特别严格，尽管对比度降低，但只要能达到诊断目的，就应采用高电压、厚过滤技术。过滤板要求厚度均匀，否则将严重影响照片的质量。

（1）过滤板厚度对受照剂量的影响：用60kV，100mA的摄影条件对厚度为18cm的骨盆模型照相，从零开始依次增加不同厚度的过滤板，用调节照射时间的方法，使照片的黑化度相同。每次都用仪器测出入射皮肤处的照射量，其数据列在表4-4中。

表4-4 过滤板厚度对照射量的影响（60kV，100mA）

| 滤板厚度（mmAl） | 皮肤照射量（C·kg⁻¹） | 照射量下降百分数（%） |
|---|---|---|
| 0 | $6.14\times10^{-4}$ | 0 |
| 0.5 | $4.78\times10^{-4}$ | 22 |
| 1.0 | $3.28\times10^{-4}$ | 47 |
| 3.0 | $1.20\times10^{-4}$ | 80 |

由以上实验数据可见，使用3mm的铝过滤，就可使受检者皮肤照射量下降80%。这一实验事实告诉我们，厚过滤技术对降低受检者剂量的重要意义。

（2）过滤板厚度对投照条件的影响：过滤板可有选择地大量吸收低能量光子，但对高能成分也有一定衰减。为弥补这一损失，在X射线摄影中一般采用适当增加照射时间的办法来解决。实验表明采用高千伏、厚过滤技术摄影虽然照射时间延长了，但受照剂量却大幅度降低了。

（3）楔形或梯形过滤板：在投照部位的厚度相差太多的情况下，会使照片一边黑化度太高，另一边黑化度太低，造成诊断困难。为此，可使用楔形或梯形过滤板来补偿这种差别。投照时将楔形或梯形过滤板薄的部分对准被照体厚的部位，过滤板厚的部分对准被照体薄的部位。在投照技术中，也经常利用在增感盒内的胶片上盖一层黑纸的方法来调节照片的浓度。例如，肺部一侧有积液，另一侧正常，则可在正常一侧的增感盒内加上一层黑纸，以使两侧黑化度趋于一致。

## 第三节 诊断放射学中 X 射线的衰减

X射线影像是人体不同组织器官对X射线不同衰减的结果。因此,研究X射线在人体中的衰减规律,应首先了解人体各组织器官的元素构成、分布、密度、原子序数及衰减系数等基本情况。

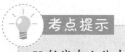

考点提示

X 射线在人体中的衰减

### 一、人体的构成元素和组织密度

人体骨骼由胶体蛋白和钙质组成,其中钙质占 50%~60%[钙质中 $Ca_3(PO_4)_2$ 占 85%; $CaCO_3$ 占 10%; $Mg_3(PO_4)_2$ 占 5%];软组织内水占 75%,蛋白质、脂肪及碳水化合物占 23%,其余 2% 是 K、Na、Cl、Fe 等元素。

人体内除少量的钙、磷等中等原子序数的物质外,其余全由低原子序数物质组成。人体吸收 X 射线最多的是由 $Ca_3(PO_4)_2$ 组成的门牙,吸收 X 射线最少的是充满气体的肺。

在研究 X 射线衰减规律时,经常用到有效原子序数($\overline{Z}$)概念,所谓有效原子序数是指在相同照射条件下,1kg 复杂物质与 1kg 单质所吸收的辐射能相同时,则此单质的原子序数(Z)就称为复杂物质的有效原子序数($\overline{Z}$)。

表 4-5 列出正常人体组织密度和有效原子序数。

表 4-5　正常人体组织的密度和有效原子序数

| 组织 | 密度 $\rho(kg \cdot m^{-3})$ | 有效原子序数 $\overline{Z}$ |
|---|---|---|
| 空气 | 1.293 | 7.64 |
| 水 | $1 \times 10^3$ | 7.42 |
| 脂肪 | $0.92 \times 10^3$ | 6.23 |
| 骨 | $1.85 \times 10^3$ | 13.80 |
| 肋骨 | $1.27 \times 10^3$ | 10.77 |
| 肺 | $0.218 \times 10^3$ | 7.46 |
| 肌肉 | $1.04 \times 10^3$ | 7.46 |

### 二、X射线在人体中的衰减

人体各组织器官的密度、有效原子序数和厚度不同,对 X 射线的衰减程度各异,一般按骨骼、肌肉、脂肪和空气的顺序由大变小。X 射线在人体中,主要通过光电效应和康普顿效应两种作用形式被衰减。图 4-7 是不同能量的 X 射线在肌肉和骨骼中分别发生两种效应的比例。

图 4-7 中是以总衰减为 100,而把两种效应的衰减作为总衰减的一部分描出的曲线。由图可见,对肌肉组织在 42kV 时,两种效应各占 50%,在 90kV 时,康普顿效应已占到 90%。骨骼的有效原子序数较高,由曲线所包围的面积可见,在骨骼中发生光电效应的概率是肌肉的 2 倍。在 73kV 时骨骼中两种作用概率相等。

表 4-6 列出人体不同组织的线衰减系数。

现在以手部拍片为例,说明 X 射线在人体不同组织中的衰减差别。先用 40kV X 射线拍片,由表 4-6 查得骨骼是肌肉线衰减系数的 6.1 倍[$\mu$ 骨 /$\mu$ 肌肉 $=2.4434 \times 10^2/$

（0.4012×10²）=6.1]。可见手骨和手部肌肉如此之大的衰减差别,在照片上可呈现高对比度。若改用150kV拍片,这时骨的线衰减系数仅是肌肉的2.1倍[$\mu$骨/$\mu$肌肉 = 0.3918×10²/（0.1842×10²）=2.1],其影像对比度将明显下降。这是因为40kV时以光电效应为主,而150kV时几乎全部是由康普顿效应造成的吸收差别。

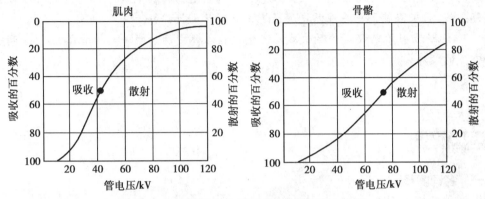

图4-7　X射线通过人体时吸收和散射所占比例

表4-6　人体不同组织的线衰减系数 $\mu$（m⁻¹）

| 管电压（kV） | 脂肪 | 肌肉 | 骨骼 |
|---|---|---|---|
| 40 | $0.3393×10^2$ | $0.4012×10^2$ | $2.4434×10^2$ |
| 50 | $0.2653×10^2$ | $0.2933×10^2$ | $1.4179×10^2$ |
| 60 | $0.2196×10^2$ | $0.2455×10^2$ | $0.9677×10^2$ |
| 70 | $0.2009×10^2$ | $0.2213×10^2$ | $0.7342×10^2$ |
| 80 | $0.1905×10^2$ | $0.2076×10^2$ | $0.6047×10^2$ |
| 90 | $0.1832×10^2$ | $0.1994×10^2$ | $0.5408×10^2$ |
| 100 | $0.1801×10^2$ | $0.1942×10^2$ | $0.4865×10^2$ |
| 110 | $0.1774×10^2$ | $0.1906×10^2$ | $0.4530×10^2$ |
| 120 | $0.1755×10^2$ | $0.1882×10^2$ | $0.4298×10^2$ |
| 130 | $0.1742×10^2$ | $0.1864×10^2$ | $0.4132×10^2$ |
| 140 | $0.1732×10^2$ | $0.1852×10^2$ | $0.4010×10^2$ |
| 150 | $0.1724×10^2$ | $0.1842×10^2$ | $0.3918×10^2$ |

## 本章小结

1. 单能X射线在物质中的衰减规律　单能X射线通过均匀物质层时,其强度的衰减符合指数规律:

$$I = BI_0e^{-\mu x}$$

式中B为积累因子。当B=1时为不考虑散射光子的窄束情况;B>1时为考虑了散射光子的宽束情况。

2. 连续X射线在物质中的衰减规律　连续X射线在物质中的衰减特点是:数量减少,平均能量提高,能谱变窄。这是由于连续X射线谱中的低能成分更容易衰减,随着物质厚度的增加,谱线中低能成分越来越少,而高能成分相对占的比例逐渐增加。

影响X射线衰减的因素：X射线谱、物质密度、物质原子序数。

X射线过滤的目的是：滤掉无用的且增加人体吸收剂量的低能射线，而让有用的高能成分通过。X射线的过滤包括机器本身的固有过滤和摄影时可视情况而增加的附加过滤。在进行X射线过滤时，滤掉了大部分的低能射线，也不可避免地滤掉了部分高能射线，因此在摄影中应注意增加摄影条件对此进行弥补。

3. 诊断放射学中X射线的衰减　X射线在人体中的衰减一般按骨骼、肌肉、脂肪和空气的顺序由大到小。

（陈　坤）

 目标测试

## 一、名词解释

1. 单能窄束X射线

2. 线衰减系数

3. 质量衰减系数

## 二、选择题

1. X射线在其传播过程中强度的衰减的原因是

　　A. X线是电磁波　　　　　　　　　B. X线波长

　　C. 物质和距离　　　　　　　　　　D. X线频率

2. 下列说法错误的是

　　A. 窄束是指几何学上的细小

　　B. 窄束是指物理意义上的细小

　　C. 宽束是指含有散射线

　　D. 不同类型X线通过物质时，其衰减规律不一样

3. 能表示固有过滤的是

　　A. 铅当量　　　　B. 半价层　　　　C. 铝当量　　　　D. 以上都是

4. 线衰减系数的SI单位是

　　A. $m^{-1}$　　　　B. $cm^{-1}$　　　　C. $m^2 \cdot kg^{-1}$　　　　D. $m^2 \cdot kg$

5. 质量衰减系数的SI单位是

　　A. $m^{-1}$　　　　B. $cm^{-1}$　　　　C. $m^2 \cdot kg^{-1}$　　　　D. $m^2 \cdot kg$

6. 下面不是影响X射线衰减的因素是

　　A. X射线谱　　　　B. 物质密度　　　　C. 物质原子序数　　　　D. 物质的原子数量

7. 人体对X射线的衰减程度最大的是

　　A. 空气　　　　B. 脂肪　　　　C. 肌肉　　　　D. 骨骼

## 三、问答题

1. 写出单能窄束X射线的衰减规律，并解释其中各字母的物理意义。

2. 连续X射线和单能X射线的不同点是什么？

3. 影响X射线衰减的因素有哪些？

# 第五章　X射线常用辐射量和单位

**学习目标**

1. 掌握：描述电离辐射量常用的辐射量，照射量、比释动能、吸收剂量、当量剂量、有效剂量的关系。
2. 了解：辐射测量的意义。

## 第一节　描述电离辐射量常用的辐射量和单位

要合理应用电离辐射，评价射线对人体的危害，对射线进行监测，做防护设计，评价防护效果等，都必须了解电离辐射常用的量和单位。

电离辐射存在的空间称为辐射场，它是由辐射源产生的。可以用照射量来间接表示 X（或 γ）射线产生的射线场。

### 一、照射量

X（或 γ）射线在与空气相互作用时，在空气中会产生高能量的次级电子，这些次级电子进一步与空气作用，致使空气电离，从而产生大量的正、负离子。X（或 γ）射线能量越高，光子的数目越多，对空气的电离本领就越强，空气中被电离的原子

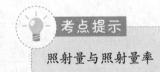

**考点提示**

照射量与照射量率

就越多，这样被电离出来的电荷量也就越多。因此，X（或 γ）射线对空气电离本领的大小可以间接反映 X（或 γ）射线量的大小。照射量就是描述 X（或 γ）射线在空气中电离能力的一个物理量，因此它是反映 X（或 γ）射线辐射场本身的一个辐射量。也是 X 射线沿用最久的辐射量。

#### （一）照射量及单位

1. 照射量定义　照射量是指单位质量的空气被 X（或 γ）射线照射后，释放出来的全部次级电子完全被空气阻止时，在空气中形成的任何一种符号的离子（正离子或负离子）总电荷量的绝对值。若质量为 dm 的空气，被 X（或 γ）射线照射后，最终产生的任何一种符号的离子总电荷量的绝对值为 dQ，则照射量为：

$$X = \frac{dQ}{dm} \tag{5-1}$$

照射量仅限于度量 X（或 γ）射线在空气中的辐射量，而对其他射线和其他物质都不适用。

43

2. 照射量的单位 从公式(5-1)可以看出照射量的SI单位为库仑·千克$^{-1}$（C·kg$^{-1}$）。照射量已经废除但仍在沿用的单位伦琴（R）。库仑·千克$^{-1}$和伦琴之间的换算关系为：

$$1R=2.85\times10^{-4}C\cdot kg^{-1}$$

$$1C\cdot kg^{-1}=3.887\times10^{3}R$$

另外，还有毫伦（mR）和微伦（μR）等单位，它们之间的换算关系为：

$$1R=10^{3}mR=10^{6}\mu R$$

当X（或γ）射线照射空气时，在被测量的小体积元 dV（所包含空气的质量为 dm）中产生的次级电子，其中一部分可能离开了 dV，而在 dV 外产生的次级电子，也有一部分进入了 dV。若同时进入和离开 dV 的次级电子总数量和总能量相等，则称为带电粒子的动态平衡。在测量时必须保持带电粒子动态平衡，才能使得在 dV 内产生的次级电子所电离的电荷与收集到的电荷相等。限于现有的技术，能被精确测量的X（或γ）射线量的光子，其能量仅限于10keV 至 3MeV 之间。

### （二）照射量率及单位

照射量率又称照射率，用 $\dot{X}$ 表示，是指单位时间内的照射量的增量。若在 dt 时间内，照射量的增量为 dX，则照射量率的定义为：

$$\dot{X}=\frac{dX}{dt} \tag{5-2}$$

照射量率的SI单位是为库仑·千克$^{-1}$·秒$^{-1}$（C·kg$^{-1}$·s$^{-1}$）。照射量率已废除但仍在沿用的单位是伦琴或其倍数，或其分倍数除以适当的时间单位而得到的商，如伦琴·秒$^{-1}$（R·s$^{-1}$）、伦琴·分钟$^{-1}$（R·min$^{-1}$）、毫伦·小时$^{-1}$（mR·h$^{-1}$）等。

【例1】 X射线照射某标准状况下质量为 0.45mg 空气，若被X射线照射5分钟，其中产生的次级电子在空气中形成的正离子或负离子的总电荷量为 0.9×10$^{-8}$C，求所关心点上的X射线的照射量和照射量率各是多少？

解：该点X射线的照射量和照射量率分别为：

$$X=\frac{dQ}{dm}=\frac{0.9\times10^{-8}}{0.45\times10^{-6}}C\cdot kg^{-1}=2.0\times10^{-2}C\cdot kg^{-1}$$

$$\dot{X}=\frac{dX}{dt}=\frac{2.0\times10^{-2}}{5\times60}C\cdot kg^{-1}\cdot s^{-1}=6.67\times10^{-5}C\cdot kg^{-1}\cdot s^{-1}$$

【例2】 已知空气中某点的照射量率为 0.5×10$^{-5}$C·kg$^{-1}$·s$^{-1}$，照射的时间为10分钟，求这段时间的照射量是多少？

解：这段时间的照射量为：

$$X=\dot{X}\cdot dt$$
$$=0.5\times10^{-5}\times10\times60C\cdot kg^{-1}$$
$$=3.0\times10^{-3}C\cdot kg^{-1}$$

## 二、比释动能

比释动能是表示不带电粒子有多少能量转移给带电粒子的一个辐射量。

### （一）比释动能及单位

1. 比释动能（K） 比释动能是指不带电粒子与物质发生相互作用时，在单位质量的物质中释放出来的所有带电粒子的初始动能总和。若在质量为 dm 的物质中，不带

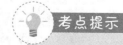

考点提示

比释动能与比释动能率

电粒子释放出来的全部带电粒子的初始动能之和的平均值为 $d\bar{\varepsilon}_{tr}$（包括俄歇电子动能），则比释动能 K 为：

$$K = \frac{d\bar{\varepsilon}_{tr}}{dm} \tag{5-3}$$

比释动能只适用于 X（或 γ）射线等不带电粒子的辐射，但适用于任何作用物质。

2. 比释动能的单位　比释动能的 SI 单位为焦耳·千克$^{-1}$（J·kg$^{-1}$），其特定名称为戈瑞（Gy）。以纪念为测量吸收剂量而奠定空腔电离理论的科学家（H.Gray）。

$$1Gy=1J\cdot kg^{-1}$$

同时还有厘戈瑞（cGy）、毫戈瑞（mGy）、微戈瑞（μGy）等，其换算关系为：

$$1Gy=10^2cGy=10^3mGy=10^6\mu Gy$$

**（二）比释动能率及单位**

比释动能率用 $\dot{K}$ 表示，是单位时间在介质中产生的比释动能。若在时间 dt 内，比释动能的增量为 dK，则比释动能率定义为：

$$\dot{K} = \frac{dK}{dt} \tag{5-4}$$

比释动能率的 SI 单位是戈瑞·秒$^{-1}$（Gy·s$^{-1}$），此外还有戈瑞或其倍数或其分倍数除以适当的时间单位而得的商，如毫戈瑞·小时$^{-1}$（mGy·h$^{-1}$）等。

### 三、吸收剂量

吸收剂量是描述物质吸收电离辐射能量多少的辐射量。

**（一）吸收剂量及单位**

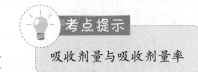

考点提示

吸收剂量与吸收剂量率

1. 吸收剂量 D　吸收剂量是单位质量的受照物质吸收电离辐射的平均能量。若质量为 dm 的物质吸收电离辐射的平均能量为 $d\bar{\varepsilon}$，则吸收剂量 D 为：

$$D = \frac{d\bar{\varepsilon}}{dm} \tag{5-5}$$

吸收剂量适合于任何类型的辐射和任何被照射的物质。

2. 吸收剂量的单位　吸收剂量与比释动能的单位相同，其 SI 单位为 Gy。老的单位是拉德（rad），换算关系是：1Gy=100rad。

**（二）吸收剂量率及单位**

吸收剂量率 $\bar{D}$ 是指单位时间内的吸收剂量。若在 dt 时间内，物质吸收剂量的增量是 dD，则吸收剂量率 $\dot{D}$ 为：

$$\dot{D} = \frac{dD}{dt} \tag{5-6}$$

吸收剂量率的单位与比释动能率的单位相同，有 SI 单位 Gy·s$^{-1}$ 等。

**（三）照射量、比释动能、吸收剂量的区别**

照射量、比释动能、吸收剂量之间的区别主要反映在剂量学含义和适用范围上，表 5-1 反映了这三个辐射量之间的区别。

表5-1　照射量、比释动能、吸收剂量之间的区别

| 辐射量 | 照射量 X | 比释动能 K | 吸收剂量 D |
|---|---|---|---|
| 剂量学含义 | 表征 X（或γ）射线在所关心的体积内用于电离空气的能量 | 表征不带电粒子在所关心的体积内交给带电粒子的能量 | 表征任何辐射在所关心的体积内被物质吸收的能量 |
| 辐射场 | X（或γ）射线 | 不带电粒子的辐射 | 任何辐射 |
| 介质 | 空气 | 任何物质 | 任何物质 |

# 第二节　辐射防护中常用辐射量和单位

随着科学技术的发展，不同种类的射线在医学中的应用更加广泛。我们不仅可以利用 X 射线进行医学影像学的检查，同时，高能 X 或（γ）射线以及电力射线亦成为肿瘤放射治疗的常规手段。放射线的广泛使用，不可避免地带来了被检者和工作人员的防护问题，定量测量、表述被照个体及受检群体实际受到的或可能受到的辐射照射，成为辐射防护中一个重要的问题。由于不同生物组织，不同种群、不同器官对射线的反应灵敏性不同，使用第一节中所定义的描述辐射的量不足以表达射线对生物组织的损伤。为此，在辐射防护中使用的辐射量必须同时考虑不同种类的射线在不同组织中所产生的生物效应的影响。

辐射防护中使用的辐射量有很多种，本节介绍与人体有关的辐射量——当量剂量和有效剂量，与群体相关的辐射量——集体当量剂量和集体有效剂量。

## 一、当量剂量

### （一）当量剂量及单位

1. 当量剂量 $H_T$　吸收剂量在一定程度上可以反映生物体因受到辐射而产生的生物效应。但辐射的生物效应不只是仅仅依赖于吸收剂量的大小，还与其他因素有关。同样的吸收剂量，由于射线的种类和能量不同，对机

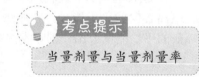

考点提示

当量剂量与当量剂量率

体产生的生物效应亦有不同。考虑到这一影响因素，应该用一个与辐射种类和射线能量有关的因子对吸收剂量进行修正，这个因子叫做辐射权重因子（$\omega_R$）。用辐射权重因子修正后的吸收剂量叫当量剂量。

需要特别指出的是：在辐射防护中，我们关心的往往不是受照体某点的吸收剂量，而是某个器官或组织吸收剂量的平均值。辐射权重因子正是用来对某组织或器官的平均吸收剂量进行修正的。因此，用辐射权重因子修正的平均吸收剂量即为当量剂量。

对于某种辐射 R 在某个组织或器官 T 中的当量剂量 $H_{T·R}$ 可由下式给出：

$$H_{T·R} = \omega_R \cdot D_{T·R} \tag{5-7}$$

式中，叫 $\omega_R$ 为辐射权重因子；$D_{T·R}$ 为辐射 R 在组织或器官 T 中产生的平均吸收剂量。

如果对于某一组织或器官 T 的照射是由几种具有不同种类和能量的辐射组成，则应将吸收剂量分成若干组，每组各有与其对应的辐射权重因子 $\omega_R$，分别用不同的 $\omega_R$ 对相应种类辐射的吸收剂量进行修正，而后相加即可得出总的当量剂量。

因此，对于受到多种辐射的组织或器官 T，其当量剂量应表示为：

$$H_T = \sum_R \omega_R \cdot D_{T \cdot R} \tag{5-8}$$

上式中 $D_{T \cdot R}$ 和 $\omega_R$ 的物理意义同式（5-7）。表 5-2 列出了某些射线的辐射权重因子。

表 5-2　辐射权重因子 $\omega_R$

| 种类 | 能量范围 | 辐射权重因子 $\omega_R$ |
| --- | --- | --- |
| 光子 | 所有能量 | 1 |
| 电子 | 所有能量 | 1 |
| 中子 | <10keV | 5 |
| 中子 | 10keV～2MeV | 10 |
| 中子 | 2MeV～20MeV | 20 |
| α粒子 |  | 20 |

辐射权重因子的数值大小是由 ICRP（国际放射防护委员会）选定的。选定不同辐射权重因子的数值大小，以表示特定种类和能量的辐射在小剂量时诱发生物效应的情况。

2. 当量剂量的单位　辐射权重因子 $\omega_R$ 是无量纲的，当量剂量的 SI 单位与吸收剂量的 SI 单位相同，为 $J \cdot kg^{-1}$，专用名称是希沃特（Sv），为纪念瑞典生物物理学家、辐射防护专家（Sievert）。

$$1Sv = 1J \cdot kg^{-1}$$

此外还有厘希沃特（cSv）、毫希沃特（mSv）和微希沃特（μSv）等单位，它们之间的关系为：

$$1Sv = 10^2 cSv = 10^3 mSv = 10^6 \mu Sv$$

1985 年取代了单位雷姆（rem），换算关系是：$1Sv = 100rem$。

【例3】 A 工作人员全身同时均匀受到 X 射线和能量在 10～100keV 范围的中子照射，其中 X 射线的吸收剂量为 20mGy，中子的吸收剂量为 5mGy。B 工作人员全身只受到 X 射线的均匀照射，吸收剂量为 40mGy。在此情况下，哪个工作人员受到的辐射影响较大？

解：应该用当量剂量的概念进行比较，由式（5-8）可求出 A、B 工作人员的当量剂量分别为：

$$H_A = \sum_R \omega_R \cdot D_{A \cdot R}$$
$$= \omega_x \cdot D_{A \cdot R} + \omega_{中子} \cdot D_{A中子}$$
$$= (1 \times 20 + 10 \times 5) mSv$$
$$= 70mSv$$

$$H_B = \sum_R \omega_R \cdot D_{B \cdot R}$$
$$= \omega_x \cdot D_{B \cdot R}$$
$$= 1 \times 40mSv$$
$$= 40mSv$$

由以上计算结果可知 $H_A > H_B$，所以 A 工作人员受到的辐射影响比 B 工作人员受到的辐射影响大。

（二）当量剂量率及单位

当量剂量率 $\dot{H}_T$ 是单位时间内的当量剂量。若在 dt 时间内，当量剂量的增量为 $dH_T$ 则当量剂量率为：

$$\dot{H}_T = \frac{dH_T}{dt} \qquad\qquad (5\text{-}9)$$

当量剂量率的 SI 单位为希沃特•秒$^{-1}$（Sv•S$^{-1}$），此外还有希沃特或其倍数或其分倍数除以适当的时间单位得的商，如厘希沃特•秒$^{-1}$（cSv•S$^{-1}$）、希沃特•分钟$^{-1}$（Sv•min$^{-1}$）等。

【例4】 某组织受到 X 射线的照射，在 30 秒内当量剂量的增量为 0.9mSv，求该组织的当量剂量率。

解：该组织的当量剂量率为：

$$\dot{H}_T = \frac{dH_T}{dt} = \frac{0.9}{30}\, mSv\cdot s^{-1} = 0.03 mSv\cdot s^{-1}$$

## 二、有效剂量

### （一）权重因子

辐射对机体带来的损害，分为确定性效应和随机性效应。确定性效应是指射线剂量高于某一个剂量值时，临床上即可观察到这种效应，而射线剂量低于该值时，就不会产生这种效应。随机性效应是指辐射所致的癌症和遗传效应。随机性效应不存在剂量阈值，它的发生概率随着剂量的增大而增大。

辐射防护中通常遇到的情况是小剂量慢性照射，在这种条件下所引起的辐射效应主要是随机性效应。

随机性效应发生的概率与受照的组织或器官有关，也就是不同的组织或器官，虽然吸收了相同当量剂量的射线，但发生随机性效应的概率有可能不一样。对特定的组织或器官，引入一个新的权重因子对当量剂量进行加权修正，使得修正后的当量剂量能够更好地反映出受照组织或器官吸收射线后所受的危害程度。这个对组织或器官 T 的当量剂量加权的因子称为组织的权重因子，用 $\omega_T$ 表示。ICRP 推荐的各组织或器官的 $\omega_T$ 值列于表 5-3 中。

表5-3 组织权重因子 $\omega_T$

| 组织或器官 | 组织权重因子 $\omega_T$ | 组织或器官 | 组织权重因子 $\omega_T$ |
|---|---|---|---|
| 性腺 | 0.20 | 肝 | 0.05 |
| 红骨髓 | 0.12 | 食管 | 0.05 |
| 结肠 | 0.12 | 甲状腺 | 0.05 |
| 肺 | 0.12 | 皮肤 | 0.01 |
| 胃 | 0.12 | 骨表面 | 0.01 |
| 膀胱 | 0.05 | 其余组织或器官 | 0.05 |
| 乳腺 | 0.05 | | |

*为计算用，其余组织或器官应包括：肾上腺、脑、上段大肠、小肠、肾、肌肉、胰、胸腺和子宫

由表 5-3 中可以看出，每个组织的权重因子均小于 1。对射线越是敏感的组织，权重因子的数值越大，而所有组织权重因子的总和为 1。

### （二）有效剂量及单位

经过组织权重因子 $\omega_T$ 加权修正后的当量剂量称为有效剂量，用字母 E 表示。因为 $\omega_T$ 无量纲，所以有效剂量的单位与当量剂量的单位相同，为 J•kg$^{-1}$，其专用名称是 Sv。

通常在接受照射中，会同时涉及几个组织或器官，所以应该用

考点提示

有效剂量

不同组织或器官的$\omega_T$分别给当量剂量$H_T$进行修正,所以有效剂量E是对所有组织或器官加权修正后的当量剂量之总和,其公式如下:

$$E=\sum_T \omega_T \cdot H_T \tag{5-10}$$

式(5-10)中,$\omega_T$为组织或器官T的权重因子,$H_T$为组织或器官T的当量剂量。

【例5】 现以某年某医院拍摄一张胸片(后前位)和一次门诊胸部透视器官剂量的调查资料(表5-4)为例,计算这两种检查患者接受的有效剂量。

表5-4 器官剂量(mSv)

| | 性腺 | 乳腺 | 红骨髓 | 肺 | 甲状腺 | 骨表面 | 其余组织 |
|---|---|---|---|---|---|---|---|
| $H_{胸片}$ | <0.01 | 0.01 | 0.03 | 0.07 | <0.01 | 0.07 | 0.07 |
| $H_{门诊透视}$ | <0.01 | 0.14 | 0.26 | 0.72 | 0.03 | 0.58 | 0.58 |

解:由式(5-10)可得胸片与胸透的有效剂量分别为:

$$E_{胸片}=\sum_T \omega_T \cdot H_T$$
$$=(0.20\times0.01+0.05\times0.01+0.12\times0.03+0.12\times0.07+0.05\times0.01+0.01\times0.07+0.05\times0.07)\text{mSv}$$
$$=0.0192\text{mSv}$$

$$E_{胸透}=\sum_T \omega_T \cdot H_T$$
$$=(0.20\times0.01+0.05\times0.14+0.12\times0.26+0.12\times0.72+0.05\times0.03+0.01\times0.58+0.05\times0.58)\text{mSv}$$
$$=0.1629\text{mSv}$$

由上述计算结果可见,一次胸透的有效剂量大约是拍摄一张胸片的8倍。

所以在进行X射线胸部检查时,在不影响诊断的前提下是应尽量选择胸片。

需要指出,当量剂量和有效剂量是供辐射防护用的,用于确定剂量限值,以保证随机效应的发生率保持在可接受的水平以下,同时避免确定性效应的发生。

### 三、集体当量剂量和集体有效剂量

评价群体所受的辐射损害,可用集体当量剂量和集体有效剂量的概念。

#### (一)集体当量剂量

集体当量剂量$S_T$是受照群体中每个成员的当量剂量之总和。若按受照当量剂量的数值大小把人群分成若干组,则集体的当量剂量为:

$$S_T=\sum_i H_{Ti} \cdot N_i \tag{5-11}$$

式(5-11)中,$S_T$为集体当量剂量;$H_{Ti}$为受照群体中第i人群组内$N_i$个成员平均每人全身或任一器官(或组织)所受的当量剂量。

如果受照群体有N个人,每人受到的平均当量剂量为$\bar{H}$,则集体当量剂量$S_T$为:

$$S_T=\bar{H} \cdot N \tag{5-12}$$

集体当量剂量的单位是人·希沃特。

#### (二)集体有效剂量

集体有效剂量(S)是指受照群体中每个成员有效剂量之总和,计算公式为:

$$S=\sum_i E_i \cdot N_i \tag{5-13}$$

49

式（5-13）中，S 为集体有效剂量，$E_i$ 为受照群体中第 i 人群组内 $N_i$ 个成员平均每人全身或任一组织（或器官）所受的有效剂量。

如果每个人的平均有效剂量为 $\bar{E}$，则 N 个人的集体当量剂量为：

$$S=\bar{E} \cdot N \qquad\qquad (5-14)$$

集体有效剂量的单位为人·希沃特。

 **本章小结**

1．照射量　照射量是根据 X（或 γ）射线电离空气的特性定义的。X（或 γ）射线电离空气后产生的电荷量越多，说明产生的 X（或 γ）射线的量也就越大。

照射量的 SI 单位为库仑·千克$^{-1}$（$C·kg^{-1}$）

照射量适用于 X（或 γ）射线，空气中。

2．吸收剂量　吸收剂量是单位质量的受照物体吸收电离辐射的平均能量。

吸收剂量的 SI 单位为 Gy

吸收剂量适合于任何类型的辐射和任何被照射的物质。

3．当量剂量　不同种类和能量的射线，即使吸收剂量相同，产生的生物效应也不同，辐射权重因子即表示这种不同。

用辐射权重因子修正的平均吸收剂量即为当量剂量。对于某种辐射 R 在某个组织或器官 T 中的当量剂量 $H_{T \cdot R}$ 为：

$$H_{T \cdot R}=\omega_R \cdot D_{T \cdot R}$$

当量剂量的 SI 单位是希沃特（Sv）。

4．有效剂量　经过组织权重因子 $\omega_T$ 加权修正后的当量剂量称为有效剂量。

有效剂量的单位与当量剂量的单位相同，为 Sv。

通常在接受照射中，会同时涉及几个组织或器官，应用不同组织或器官的 $\omega_T$ 分别给当量剂量 $H_T$ 进行修正，有效剂量 E 是对所有组织或器官加权修正后的当量剂量之总和。

$$E=\sum_T \omega_T \cdot H_T$$

（张承刚）

 **目标测试**

**一、名词解释**

1．照射量

2．吸收剂量

3．当量剂量

4．有效剂量

**二、填空题**

1．吸收剂量适用于_____辐射和_____吸收物质。

2．照射量适用于_____辐射和_____。

3. 照射量、吸收剂量、当量剂量、有效剂量的 SI 单位分别是_____、_____、
_____。

4. 人体组织权重因子 $\omega_T$ 最大的是_____。

## 三、选择题

1. 单位质量的物质吸收电离辐射能量大小的物理量称
   A. 照射量　　　　　　　　B. 照射量率　　　　　　　　C. 吸收剂量
   D. 吸收剂量率　　　　　　E. 剂量当量

2. 关于照射量的叙述,正确的是
   A. 反映的是 X 线光子在单位质量空气中的电离能力
   B. 使用与管电流值相同的计量单位
   C. 是与吸收剂量完全相同的概念
   D. 任何条件下都与吸收剂量有关系
   E. 照射量也称为曝光量

3. 下列术语与生物效应的关系中,能用剂量当量表达的是
   A. 照射量　　　　　　　　B. 辐射剂量　　　　　　　　C. 曝光剂
   D. 吸收剂量　　　　　　　E. 电离剂

4. 在 X 线诊断能量范围内计算剂量当量时,修正系数取值为
   A. 2　　　　　　　　　　B. 1　　　　　　　　　　C. 0
   D. −1　　　　　　　　　E. −2

5. 关于比释动能的叙述,错误的是
   A. 常用来计算辐射量场
   B. 能推断生物组织中某点的吸收剂量
   C. 能描述辐射场的输出额
   D. 专用单位与吸收剂量单位相同
   E. 表示的是直接电离能力

6. 吸收剂量和比释动能的相同专用单位名称,正确的是
   A. 伦琴　　　　　　　　　B. 戈瑞　　　　　　　　　C. 希沃特
   D. 雷姆　　　　　　　　　E. 库仑

## 四、问答题

1. 照射量、比释动能、吸收剂量的区别是什么?

2. 同种组织吸收相同剂量的不同种类射线照射,所产生的损害是否相同?为什么?

3. 不同组织吸收相同剂量的同种射线照射所产生的损害是否相同?为什么?

# 第六章　X射线的测量

**学习目标**

1. 掌握：照射量、吸收剂量的测量方法。
2. 熟悉：诊断X射线辐射剂量学评价测量方法。
3. 了解：放射线测量的基本方法。

## 第一节　测量内容和仪器

### 一、测量内容

#### （一）半价层

半价层就是使一束X射线在某一特定条件下，强度减至初始值一半时，所需要的标准吸收物质的厚度，用HVL表示。若2mm厚的Al可使一束X射线的强度衰减一半，则这束X射线的半价层为2mmAl。半价层越大，说明射线强度越大，线质越硬。半价层表示X射线的质。同一束射线的半价层用不同标准物质来表示时，半价层大小是不相同的。

#### （二）X射线机输出量的测量

主要测量从X射线管中发出的有用射线束进入受检者皮肤处的照射量及照射量率。在进行X射线实践时，受检者皮肤处的照射量率应合适，过大会对受检者造成损伤，太小又达不到诊断治疗的目的。所以测量并知道X射线机输出量是很重要的。

#### （三）X射线场所剂量的测量

在用X射线进行诊断和治疗时，机房的内、外环境变为了辐射场，这些场所是否安全、是否符合国家标准，只有通过测量才能知道。

#### （四）X射线个人剂量的测量

为了保障放射从业人员的身体健康，促进放射事业的发展，必须对他们进行个人剂量的测量。

### 二、测量仪器

#### （一）自由空气电离室

自由空气电离室（标准电离室）是根据照射量的定义制成的，其基本结构如图6-1所示。

考点提示

照射量的测量

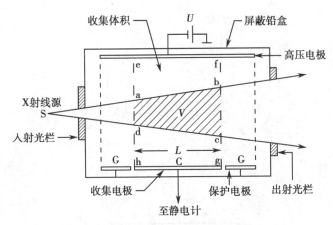

图 6-1　自由空气电离室结构示意图

在一个充有空气的容器内,安放两个平行电极,一个高压电极,一个收集电极,在两极间加上适当的高压。收集电极 C 的两侧装有保护电极 G,以使高压电极和收集电极之间的电场均匀。射线进出电离室分别有进口和出口,也称入射光栏和出射光栏。

当射线照射电离室时,电离室内 abcd 所围空气被电离,efgh 空间的正负离子被高压电极和收集电极收集,形成电离电流,该电流的大小由仪器记录下来,记录下来的值就可间接反映射线的照射量。

如果自由空气电离室的测量体积是 V(图 6-1 中 abcd 所围的部分),标准状况下空气的密度为 ρ,则 X 射线的照射量是:

$$X = \frac{Q}{m} = \frac{Q}{\rho \cdot V} \tag{6-1}$$

用自由空气电离室测量 X 射线的照射量,不可避免地存在着影响结果准确性的某些因素。如射线进入测量体积之前由于空气吸收、离子复合而造成离子对的损失,还有散射线、温度和气压的影响等。故应对测量结果进行必要的修正。

用自由空气电离室测量 X(或 γ)射线,其能量范围应在 50KeV~30MeV。光子能量低于 50keV,测量结果误差较大,能量高于 30MeV,次级电子射程较大,需要很大的自由空气电离室,这在技术上很难做到。对于高能 X(或 γ)射线的测量,需要采用空腔电离室。

**(二)空腔电离室**

空腔电离室的原理与自由空气电离室基本一样。其根本区别在于空腔电离室的器壁是用与空气等效的材料制成的,如石墨、电木或塑料等,这些材料的原子序数大致与空气的有效原子序数接近。这样,当射线照射电离室内的空气而产生的次级电子射到器壁上,并在器壁内运行时,就可以看成是在空气中运行。在电子平衡条件下,只要把电离室内的电离电荷收集起来,就可以反映射线照射量的大小。当所测射线的能量较大时,只要选择器壁较厚的电离室,就可满足次级电子的最大射程,而不需要扩大电离室的体积。

图 6-2 为常见指形空腔电离室的结构图。中心电极接电表以反映它收集某种符号电离电荷的多少。一般认为,空腔电离室大一些,仪器的灵敏度就高,但空腔电离室太大电离电荷容易复合,测量精度又将受到影响。小型电离室精度高,但灵敏度相对差一些。一般照射量测量仪都配备有大小不同的两个电离室,测较大输出量时用小电离室,而测较小输出量或散射线时则用大电离室。

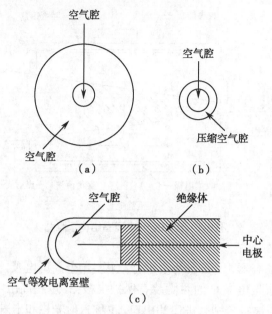

图 6-2 空腔电离室的结构图

### （三）热释光剂量计

热释光剂量计主要用于积累剂量的测量。它由热释光测量元件和测量装置两部分组成。热释光测量元件是用于接受射线，并把射线的能量贮存起来，而测量装置是用于读出测量元件中所贮存的射线量。

考点提示

吸收剂量的测量

1. 热释光测量元件　它是剂量计的核心部件，是用具有某些晶格结构的固体制成的。具有晶格结构的固体，常因含有杂质或其中的原子、离子缺位、错位造成的晶格缺陷从而形成带电中心。带电中心具有吸引、束缚异性电荷的本领，因此被称为陷阱。陷阱束缚异性电荷的能力称为陷阱深度。当固体材料受到电离辐射的照射后，处于基态的电子获得足够的能量，从原来的位置跳出，而进入陷阱，只有当固体材料被加热到一定温度时，落入陷阱的电子得到足够的能量才能逸出陷阱，返回基态。此时伴随着能量的释放，即发射出可见光子。具有这种发光特性的材料称为热释光材料，而热释光材料受热期间，在一定温度下瞬间发光的现象称为热释光。

热释光材料受热时的发光强度与陷阱中的电子数目有关，而电子数多少又取决于材料受射线照射情况。因此，测量发光强度，即可推算出射线的量。

热释光元件的品种很多，但以氟化锂（LiF）材料最为常见。LiF 的有效原子序数为 8.2，此值接近空气和生物组织的有效原子序数，用来做测量元件比较合适。

热释光监测计可做成各种形状，其中个人剂量监测计可做成手指式、手表式、佩章式、钢笔式、纽扣式等形状。这些不同形状的个人剂量监测计佩戴在放射工作人员身上，经过一段时间的照射，射线的累积剂量就会贮存在元件之中。

测量元件的作用只是将待测的射线能量收集贮存起来，而到底贮存了多少能量，还需要由测量装置读出。测读的周期根据具体情况合理选择，一般为 30 天，最长不超过 90 天。

2. 热释光测量装置　热释光测量装置是对热释光元件所贮存能量进行测量的装置。被照射过的热释光元件样品，放在完全蔽光的暗室中被加热，元件受热发光，通过隔热和滤掉非荧光后，射在光电倍增管的光阴极上，由光电倍增管将光信号变为电信号，并进行放大，输送给电流／频率转换器，最后以脉冲频率形式输送给计数系统，以便被打印和记录。

热释光剂量计一经加热读数，其内部贮存的辐照信息随即消失，因而不能重复读数，但热释光剂量计可以重复使用。一次测量完成后，可用高温退火炉对元件加温，使其因受到射线照射后进入陷阱中的电子全部逸出，恢复照射之前的状态，以便下次使用。

热释光剂量计较其他剂量计，突出的优点是灵敏度高、量程范围宽、体积小、重量轻、携带方便、材料来源丰富和适合于批量生产等。除X射线外，还可测α、β、γ、n（中子）等各种辐射。热释光剂量计可用于个人剂量测量以及场所和环境的监测。

## 第二节　辐射防护监测与评价

辐射防护监测是为了评估和控制电离辐射的照射而对剂量或污染的水平进行测量，以及对其结果进行分析和解释。包括工作场所监测和个人剂量监测。辐射防护评价就是对测量结果是否符合安全标准作出判断，从而确定放射工作可否继续进行。评价应对某些潜在危险，建议进行调查，指出某些不符合防护要求的地方，并建议改进。

辐射防护监测的目的，主要是控制和评价辐射危害。

### 一、工作场所的监测与评价

辐射工作场所分为控制区和监督区。需要和可能需要专门防护手段或安全措施的区域为控制区。而未被定为控制区，在其中通常不需要专门防护手段或安全措施，但需要经常对职业照射条件进行监督和评价的区域为监督区。

注册者和许可证持有者应在合格专家和辐射防护负责人的配合下（必要时还应在用人单位的配合下），制订、实施和定期复审工作场所监测大纲。工作场所的监测内容和频度应根据工作场所内辐射水平及其变化和潜在照射的可能性与大小来制订。应将实施工作场所监测大纲所获得的结果予以记录和保存。

### 二、个人剂量监测

#### （一）监测原则

1. 任何放射工作单位都应根据其所从事的实践和源的具体情况，负责安排职业照射监测与评价，职业照射的评价主要应以外照射个人监测为基础。

（1）对任何在控制区工作，或有时进入控制区工作且可能受到显著职业外照射的工作人员，或其职业外照射年有效剂量可能超过 5mSv/a 的工作人员，均应进行外照射个人监测。

（2）对于在监督区工作或偶尔进入控制区工作、预计其职业外照射年有效剂量在 1～5mSv/a 范围的工作人员，应尽可能进行外照射个人监测。

（3）对于职业外照射年剂量水平可能始终低于法规或标准相应规定值的工作人员，可不进行外照射个人监测。

2. 所有从事或涉及放射工作的个人，都应接受职业外照射个人监测。

#### （二）监测类型

监测类型包括常规监测、任务相关监测和特殊监测。

常规监测是为确定工作条件是否适合于继续进行操作、在预定的监测周期所进行的一类监测。确定常规监测的周期应综合考虑放射工作人员的工作性质、所受剂量的大小、剂量变化程度及剂量计的性能等诸多因素。常规监测周期一般为 1 个月，也可视具体情况延长或缩短，但最长不得超过 3 个月。

### （三）个人剂量计佩戴要求

1. 对于比较均匀的辐射场，当辐射主要来自前方时，剂量计应佩戴在人体躯干前方中部位置，一般在左胸前；当辐射主要来自人体背面时，剂量计应佩戴在背部中央。

2. 对于工作中穿戴铅围裙的场合（如医院放射科），通常应以佩戴在围裙里面躯干上的剂量计估算工作人员的实际有效剂量。当受照剂量可能相当大时（如介入放射学操作），则需在围裙外面衣领上另外佩戴一个剂量计，以估算人体未被屏蔽部分的剂量。

只有当受照剂量很小且个人监测仅是为了获得剂量上限估计值时，剂量计才可佩戴在围裙外面胸前位置。

3. 对于短期工作和临时进入放射工作场所的人员（包括参观人员和检修人员等），应佩戴直读式个人剂量计，并按规定记录和保存他们的剂量资料。

4. 当上级主管部门开展质量保证活动发放质量控制个人剂量计时，放射工作人员有义务按要求将其与常规监测的个人剂量计同时佩戴在同一位置。

### （四）剂量评价原则

1. 当放射工作人员的年受照剂量小于 5mSv 时，只需记录个人监测的剂量结果。

2. 当放射工作人员的年受照剂量达到并超过 5mSv 时，除应记录个人监测结果外，还应进一步进行调查。

3. 当放射工作人员的年受照剂量大于年限值 20mSv 时，除应记录个人监测结果外，还应估算人员主要受照器官或组织的当量剂量；必要时，尚需估算人员的有效剂量，以进行安全评价，并查明原因，改进防护措施。

## 三、监测的重要性

射线及放射性物质与一般有害因素相比有以下特点：

### （一）无法感知

射线装置和放射性核素发射的射线无色、无味、无形，人的感官对其存在和照射无法感知。

### （二）毒性大

放射性物质的毒性比一般化学毒物大得多。

### （三）放射损伤的潜伏期长

在放射工作实践中，辐射引起的损伤有相当长的潜伏期，短时间内无明显的或特异的临床表现，因此，对辐射的危害易被人们所忽视。

### （四）监测数据具有法律效力

辐射监测的结果可作为对人体放射损伤或环境放射性污染的依据，具有法律效力。

任何一个放射工作单位，必须把辐射监测作为安全防护工作中的重要组成部分。即使有良好的设备、熟练的技术、一定的防护设施，也必须进行辐射监测，并建立档案，定期作出防护评价。

本章小结

1．X射线测量内容和仪器　X射线测量内容包括：半价层、X射线机输出量、X射线场所剂量和X射线个人剂量的测量等。

常见的测量仪器有：自由空气电离室、空腔电离室、热释光剂量计等。

2．辐射防护监测与评价　辐射防护监测与评价包括工作场所的监测与评价和个人的监测与评价。

辐射工作场所分为控制区和监督区。

辐射工作场所应按规定进行监测与评价。

任何放射工作单位都应负责安排职业照射监测与评价。所有从事或涉及放射工作的个人，都应接受职业外照射个人监测，按要求佩戴个人剂量计，并根据实际年剂量进行评价。

（张承刚）

 目标测试

**一、名词解释**

1．半价层

2．控制区

3．监督区

**二、填空题**

1．自由空气电离室利用了X（或γ）射线电离_____的原理。

2．热释光测量装置是对热释光元件_____进行测量的装置。

3．辐射工作场所分为_____和_____。

**三、问答题**

1．空腔电离室与自由空气电离室的区别与联系是什么？

2．热释光剂量计较其他剂量计的优点表现在哪些方面？

3．个人剂量监测的原则是什么？如何佩戴个人剂量计？

# 第七章　放射线对人体的危害

 学习目标

1. 掌握：确定性效应和随机性效应的概念并了解它们各自包括的辐射效应。
2. 熟悉：皮肤效应的概念，并了解分度诊断的标准和处理原则。
3. 了解：放射线引起的生物学效应；胎儿出生前受照射引起的效应。

## 第一节　放射线在医学上的应用

随着医疗技术的发展，放射线在医学上已经广泛地应用，由于放射线的辐射效应，给人类医疗带来巨大利益的同时，也会伴随着一定的危害。这就要求我们了解放射线在医学上的应用原理、发展概况，在实践中怎样才能正确应用放射线，在医治患者的同时尽可能地减少或避免其辐射效应。本节重点介绍 X 射线在医学上的应用、X 射线对机体的危害及电离辐射的生物效应。

### 一、X 射线在诊断方面的应用

#### （一）透视

透视是 X 射线医学检查的基本方法之一。其原理是当一束强度均匀的 X 射线穿过人体时，由于各组织、器官对 X 射线的吸收率不一样，透过人体后的 X 射线就形成能反映人体内部解剖结构信息的 X 射线潜影，当这种潜影照射荧光屏时，就转换为肉眼可见的荧光影像。通过对这种影像的观察和分析，来判断人体组织或器官的正常与异常，这就是 X 射线透视。

X 射线透视检查具有简便、易行、快捷、费用低等优点，不仅可以观察组织器官的形态、密度信息，而且可以动态观察器官的运动情况，是胃肠道造影检查、骨折复位手术、导管和介入性诊疗学等采用的基本方法。缺点是由于在透视影像下人体器官的重叠，影像分辨率不高，并且密度高、厚度大的部位或密度、厚度差别小的组织，分辨率就会更低。在透视检查时，连续动态的观察，受检者长时间暴露在 X 射线是照射下，受检者辐射剂量高。另外，X 射线透视无客观记录。因此，透视存在一定的局限性（图 7-1）。

#### （二）摄影

摄影是 X 射线医学检查的另一种基本方法。其原理是透过人体带有组织结构信息的 X 射线潜影照射在胶片上，致使胶片感光，然后通过显影、定影等过程便胶片上产生包含人体组织器官信息的 X 射线影像。目前,这种摄影检查方法因成像技术落后,操作复杂,临床工作中很少应用(图 7-2)。

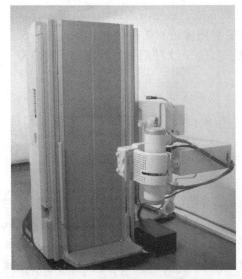

图 7-1　X 射线透视设备

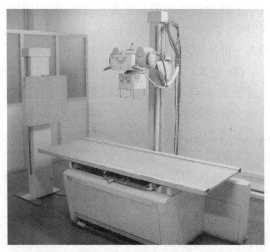

图 7-2　X 射线摄影设备

X 射线胶片比透视荧光屏图像分辨率高,因此,X 射线摄影比透视能发现更多有诊断价值的信息,而且可以永久保存,便于会诊和复查时图像对比。测试表明一次摄影拍片的 X 射线的曝光剂量不足荧光屏透视的 1/8。因此,在既可使用 X 射线摄影又可使用 X 射线透视时,X 射线摄影将逐步取代荧光屏透视(图 7-3)。

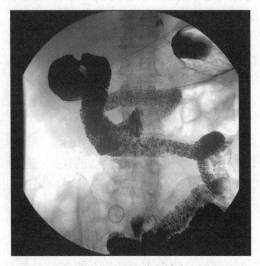

图 7-3　胃肠造影检查

## (三)计算机 X 射线摄影(computed radiography,CR)

CR 是将 X 射线透过人体组织器官后的信息记录在影像板(image plate,IP)上,在读取装置上,由计算机算出一个数字化图像,再经数字 / 模拟转换器转换,从而被转换成可以传输和存储的数字图像,在荧屏上或胶片上以灰阶的形式显示出图像。

CR 系统由激光扫描仪、影像板和数字图像工作站组成。用普通 X 射线机对装于暗盒内的 IP 曝光,X 射线穿过被照体到达 IP,形成潜影。激光扫描仪利用激光扫描原理逐点逐行地将储存在 IP 上的 X 射线影像信号读出来,并转换成数字信号输入到计算机中。在计算机显示器上电信号被重建为可视影像,根据诊断需要对图像进行数字处理。在完成影像的读取后,由激光扫描仪对 IP 上残留信号进行消影处理,为下次使用做好准备,IP 的寿命一般在一万次左右。

CR 与 X 线摄影相比具有的优点是:①宽容度大,摄影条件易选择。②可降低摄影时的辐射量:CR 可在 IP 获取的信息基础上自动调节放大增益,最大幅度地减少 X 射线曝光量,降低患者的辐射剂量。③影像清晰度较普通平片高。④对影像可进行后期处理,对曝光不足或过度的图像可进行后期补救。⑤可进行图像的传送、储存。⑥ IP 可重复使用。缺点是:CR 的时间分辨率较差,不能满足动态器官结构的显示。

CR 与 X 射线摄影的区别主要表现在以下几点:①普通摄影 X 射线照片由于受多种因素(发生器、洗片机、定位、技术、暗室条件等)的影响,几乎不可能再现相同的影像,而 CR 的再现性可达 100%,而且数字影像可按原始状态或经过处理后的状态在工作站上反复多次打印。② CR 胶片可以进行数字传输、储存,便于图像信息的存放和影像会诊。③ CR 具有更高的曝光容忍度。

### (四)直接数字化 X 射线摄影系统(digital radiography,DR)

DR 是由电子暗盒、扫描控制器、系统控制器、影像监视器等组成,是直接将 X 射线光子通过电子暗盒转化为数字化图像。

DR 除具有 CR 相同的优点外,因为是直接摄影,比 CR 的成像环节少,减少了信息丢失。但 DR 电子暗盒费用昂贵,还需要改装已有的 X 射线机设备,而 CR 的 IP 可重复使用,无须对现有的 X 射线机进行改造,因此 DR 比 CR 费用高。目前,随着影像设备软件、硬件技术的发展,DR 系统广泛应用于临床。

### (五)造影检查

造影检查是指在进行 X 射线检查时将对比剂引入所需要检查的器官或器官周围组织内,使检查器官与周围的组织形成明显的密度差别,从而改变器官与周围器官的图像对比度,以显示检查器官的形态和功能。这种利用引入对比剂进行 X 射线检查方法,称为 X 射线造影检查(见图 7-3)。

根据对比剂成像特点,分为阳性对比剂和阴性对比剂。阳性对比剂是指原子量大、比重大,能强烈吸收 X 射线的对比剂,如做胃肠道检查的钡剂(硫酸钡)和做血管造影检查的碘剂等。阴性对比剂是指原子量小、密度小,对 X 射线吸收极弱的对比剂,如空气、氧气和二氧化碳等气体。

### (六)数字减影

数字减影是指,使用对比剂前后的两幅图像经过计算机减影处理,把没有对比剂显影部分的图像信息滤掉,从而得到的是仅含有对比剂信息部分的图像。这就解决了在普通 X 射线造影检查时,虽然使用对比剂后能使要观察器官的影像密度与周围其他组织影像密度区分开,但得到的图像仍是重叠的图像信息。目前,随着医疗技术的进展,数字减影技术在临床上不仅常用于血管造影(图 7-4),即数字减影血管造影(digital subtraction angiography,DSA),也可应用于其他组织、器官的介入治疗。

### （七）X射线计算机体层摄影（computed tomography，CT）

X-CT（图7-5）是近四十年来迅速发展起来的计算机与X射线相结合的一种影像检查技术，其原理是用经过高度准直的窄束X射线，对人体检查部位一定厚度的层面进行旋转扫描，扫描时X射线球管与探测器作为同步转动的整体，分别位于人体两侧的相对位置。由探测器接收透过人体检查部位层面的X射线，转变为可见光后，经光电转换器转变为电信号，再经模拟/数字转换器转为数字信号，输入计算机进行处理，最后得到含有人体组织信息的图像，由显示器用不同灰度等级显示出来或打印成胶片。

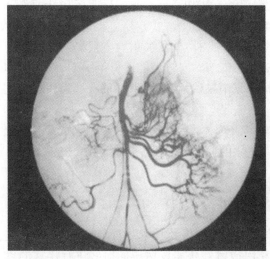

图7-4　腹动脉数字减影

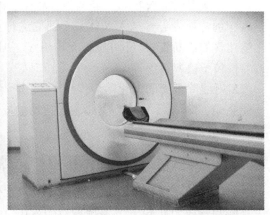

图7-5　X-CT

传统X射线检查只是把复杂的人体组织结构重叠在一张平片上，无法分清楚细微的结构。X-CT检查与其他X射线检查相比，因其使用断层扫描，得到的是关于人体组织的断层图像，使其具有良好的组织对比度及组织密度分辨率，能为临床诊断提供更多的有用信息。X-CT图像信号数字化后，可贮存、传输，不仅能观察形态变化，而且提供组织器官的功能信息及病变的病理信息。X-CT检查具有简便、安全、无痛苦等优点。

X-CT装置发展很快，从发明至今的近40年时间，设备不断更新换代。多层螺旋X-CT已由4层、8层、16层发展到今天的64层、双源CT、320排CT等，同步扫描的能力越来越强，扫描速度越来越快，图像分辨率越来越高，在短时间内进行不间断的数据采集，以得到大量的信息。快速图样采集、三维重建功能使影像诊断和临床治疗发生了巨大的改变。计算机后期处理技术提高，使得X-CT新技术的开发有了条件，如仿真内镜技术及人体器官的再现技术等都是X-CT技术在临床领域的应用。近年出现的双源计算机断层成像系统，通过两个不同能量的X射线源和两个探测器来采集X-CT图像，可以大幅度减低冠脉血管检查对心率的依赖性，并进行高质量检查。

## 二、X射线在治疗方面的应用

肿瘤细胞相对于人体正常组织细胞分裂繁殖活跃，增殖快，对X射线的敏感性比发育成熟的正常细胞高。临床上利用X射线的电离辐射作用对患者进行的放射治疗，简称放疗。放疗就是利用放射线对肿瘤细胞的这一生物效应特性，经过适当的控制措施，从而达到既抑制和破坏肿瘤组织，又最大限度保护正常组织的治疗目的。

皮肤和表浅组织的肿瘤，临床上通常利用低能 X 射线或加速器产生的电子线进行近距离的照射治疗。深部肿瘤多采用医用电子直线加速器产生的高能 X 射线进行治疗。加速器可根据治疗需要调整 X 射线能量，其能量从几个 MeV 到数十个 MeV。

临床上进行放射治疗，特别是颅内放疗敏感性病变，既能对肿瘤或其他性质病变进行有效治疗，又能避免手术带来的创伤，能最大限度地减少正常组织的损伤，是一种高效、精确、无出血、无痛的非手术治疗方法。

X 刀、γ 刀治疗时，通常以 X-CT、磁共振和血管造影图像为依据，利用计算机进行三维重建、立体定位、制订精确地照射方案，利用医用电子直线加速器产生的高能 X 射线或 $^{60}$Co 产生的 γ 射线作放射源，进行大剂量窄束定向的集中照射。

介入放射学是 X 射线诊断与治疗相结合的一门新技术，是在 X 射线电视、X-CT 等导向下将穿刺针或者导管插入人体某个部位进行 X 射线诊断，同时还能取得组织学、细菌学和生物化学的诊断资料，亦可施行介入治疗，如椎间盘消融治疗、恶性肿瘤的栓塞灌注化疗及放射性粒子植入治疗等。

X 射线除本身的上述治疗作用外，临床上的许多手术和治疗都需要 X 射线技术的配合才能完成。例如，骨折复位、心脏起搏器的安装、体内取石、等都离不开 X 射线透视、摄影和 X-CT 检查的配合。

### 三、放射性核素在诊断和治疗方面的应用

随着现代科学技术的发展和核技术与其他基础学科、现代技术结合，放射性核素在临床诊断和治疗中起到了越来越重要的作用。利用放射性核素发射出的射线进行疾病的诊断和治疗疾病，利用放射免疫分析技术检测人体内的一些微量成分的变化，从而协助临床对疾病作出正确的诊断。放射性核素显像就是通过注入人体内的放射性核素后进行检测的功能显像，显示脏器功能和结构、机体物质代谢等一系列变化，为临床诊断提供了一种可靠手段。γ 照相、单光子发射型计算机断层（single photon emission computed tomography，SPECT）及正电子发射型计算机断层（positron emission computed tomography，PET），是放射性核素显像的主要仪器设备。放射性核素治疗则是利用核素发射出的辐射在病变组织中的生物效应，达到治疗的目的。

# 第二节 X射线对机体的危害

## 一、X射线对职业性工作人员的危害

X 射线的辐射性对职业性工作人员造成的照射危害，只要是从事研究和应用 X 射线相关的职业人员，如 X 射线管的制造者和医学放射工作者，他们是 X 射线照射的主要受害者。

1896 年 1 月末，即在发现 X 射线之后的 3 个月，制造 X 射线管并进行 X 射线实验的美国人格鲁柏的手上发生放射性皮炎，直到晚年终于接受手术，切掉了手的一部分。1896 年 4 月美国的丹尼尔发表了关于在 X 射线长期照射下引起脱毛和严重皮肤反应的报告。1902 年，有人发表了 X 射线引起慢性溃疡进而诱发癌变的报告。很多早年的研究人员的手和手指受到了严重的损伤，甚至有的人导致生命危险。在以后的几年，又发现 X 射线可导致外周血中的白细胞数明显减少和 X 射线工作者因射线照射影响生育功能的现象。在发现 X

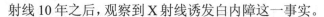

射线 10 年之后，观察到 X 射线诱发白内障这一事实。

美国从 1929～1958 年的调查说明，早年医学影像科医生的白血病死亡率比其他科医生高 5～10 倍。此后，随着防护条件的改善，白血病的发生率也随之下降。到了 20 世纪 60 年代后，两组已无显著差异。日本与英国的调查也有类似结果。有人对英国 1897～1954 年参加放射学会的 1338 名医生（包括口腔科医生）的死亡率进行了调查，调查持续到 1976 年。观察对象按参加放射工作年份分为 3 组，3 组受照剂量随时间逐渐减少。1921 年前参加工作的放射学家有 339 人，到 1976 年全部死亡，与以全国死亡率计算的预期值比较，胰腺癌、肺癌、皮肤癌和白血病的超额死亡的增加有统计学意义；1921～1935 年参加工作者，这些癌变也有一些增加，但无统计学意义；1936～1954 年参加工作者，则这些癌变未见增加。

## 二、医学诊疗过程中 X 射线的危害

1897 年有奥地利医生试用 X 射线治疗小儿背部的长毛痣，结果不久患者的皮肤出现了红斑与脱毛。接着发生了严重的皮炎直至溃疡。

在 20 世纪 30 年代至 60 年代，有些人不知道 X 射线的潜在性危险，曾把 X 射线盲目地用于治疗多种良性疾病，致使在数年甚至数十年后，受照射群体恶性疾病的发生率明显增高，出现滥用 X 射线的严重后果。

英国因强直性脊柱炎接受 X 射线治疗的患者，经随访观察万余例，发现白血病（慢性淋巴细胞性白血病除外）和再生障碍性贫血的发病率比英国一般人群的预期值明显增高。对照组白血病发生率每年百万人口为 50 例。接受 X 射线治疗的患者脊椎骨髓平均剂量为 2250cGy 时，白血病发生率上升为每年每百万人口 7200 例。

儿童头颈部受到 X 射线照射，使甲状腺癌的发病率明显增高。美国曾报道，60% 因青年痤疮而接受 X 射线治疗的患者，后期发生了甲状腺癌。另外，美国也曾用 X 射线治疗婴儿胸腺肥大、儿童扁桃体炎和头皮癣等，经长期随访观察，不仅甲状腺癌的发病率明显增高，皮肤、脑和腮腺肿瘤的发病率也增高。

1965 年和 1977 年，有人报道了多次接受 X 射线胸部透视检查的妇女乳腺癌发病率增高。

妊娠妇女因为诊断目的，腹部受到 X 射线照射，胎儿出生后白血病的发病率增高。在美国对 1947～1954 年出生的儿童调查结果表明，胎儿期接受照射是癌症死亡率增高的原因之一。

随着人们对 X 射线危害认识的加深，相关防护标准及法规的制定和执行，防护措施的改善，医疗放射造成的危害已显著减少。

## 第三节　电离辐射的生物效应概述

当人体组织受到射线照射时，处在射线轨迹中细胞内的重要生物分子，如脱氧核糖核酸（DNA）或其他具有生物功能的生物分子吸收射线的能量后，直接被电离、激发，引起这些大分子损伤、变性，这种效应称为直接作用。而当射线能量通过扩散的离子以及射线作用于机体水分子产生的多种自由基与生物分子作用，引起生物分子的损伤，称为间接作用。电离辐射引起生物效应是一个非常复杂的过程。射线照射机体后，以直接作用和间接作用两种作用方式使细胞分子发生效应，造成其损伤。由于机体细胞的含水量很高，一般达到

70% 以上,细胞内生物大分子存在于含大量水的环境中,故间接作用在引起生物大分子损伤中具有实际意义。

按照现代放射生物学观点,DNA(或基因组)和膜(特别是核膜)是受照射细胞中的主要损受损部位,是引起细胞一系列生化变化的关键,染色体畸形是 DNA 损伤的结果,蛋白质和酶的辐射效应以及一些重要代谢的紊乱,均为引起机体生理和病理变化的重要因素。在射线引起上述损伤的同时,机体在一定范围内也进行着反馈调节、修补和修复,试图减轻或改变这些损伤,这两种相反过程的消长和变化,决定着细胞的存活、死亡、老化和癌变。

ICRP1990 年的建议书将辐射生物效应分为确定性效应和随机性效应两类。

# 第四节　确定性效应

射线照射人体全部或局部组织,杀死相当数量的组织细胞,而这些细胞又不能通过组织新生细胞的增殖来补充,则这种照射可引起人类的确定性效应。确定性效应引起的这种细胞丢失可在组织或器官中产生临床可检查出的严重功能性损伤,因此可以预计,确定

性效应的严重程度与照射剂量有关,存在一个阈剂量。低于阈剂量时,因被杀死的细胞较少,不会引起组织或器官的可检查到的功能性损伤,在健康人中引起的损害概率为零。随着剂量的增大,被杀死的细胞增加,当剂量增加到一定水平时,其概率陡然上升到 100%,这个剂量称为阈剂量。

人体不同组织或器官对射线照射的敏感程度差异很大。单次(急性)低于几个 Gy 的剂量照射,很少有组织表现出有临床意义的有害作用,对于分散在几年中的剂量,对大多数组织在年剂量低于 0.5Gy 时不致有严重效应,但性腺、眼晶体及骨髓属于对射线敏感的组织器官。一般而言,这些组织效应发生的频率随剂量而增加,其严重程度也随剂量而变化(表 7-1)。

表 7-1　成年人睾丸、卵巢、眼晶体及骨髓的确定性效应阈值估计值 *

| 组织和效应 | 在单次短时照射中受到的总剂量（Sv） | 在分次很多的照射或迁延照射中受到的总剂量（Sv） | 多年中每年以分次很多的分次照射或迁延照射接受剂量时的年剂量（Sv·a⁻¹） |
|---|---|---|---|
| 睾丸 | | | |
| 　暂时不育 | 0.15 | NA** | 0.4 |
| 　永久不育 | 3.5~6.0 | NA | 2.0 |
| 卵巢 | | | |
| 　不育 | 2.5~6.0 | 6.0 | >0.2 |
| 眼晶体 | | | |
| 　可查出的浑浊 | 0.5~2.0 | 5 | >0.1 |
| 　视力障碍(白内障) | 5.0*** | >8 | >0.15 |
| 骨髓 | | | |
| 　造血功能低下 | 0.5 | NA | >0.4 |

\* 引自 ICRP,1984

\*\*NA(not applicable)表示不适用,因为该阈值取决于剂量率而不取决于总剂量

\*\*\* 给出的范围为 2~10Sv

# 第五节 随机性效应

假定在通常辐射操作的照射条件（即低剂量和低剂量率）下，生物效应的发生概率与剂量当量之间呈线性关系，而该效应的严重程度与剂量大小无关。随机性效应不存在剂量的阈值，其有害效应的严重程度与受照射剂量的大小无关。当电离辐射使细胞发生了

考点提示

随机性效应

改变而未被杀死，改变了的但存活着的体细胞繁殖出来的细胞克隆，经过长短不一的潜伏期后，可能呈现出一种恶变的情况，即发生癌变。由辐射引起癌变的概率通常随剂量的增加而增大，很可能不存在阈剂量，而且这种概率大致正比于剂量，癌变的严重程度不受剂量的影响，此种随机性效应称为致癌效应。如果这种损伤发生在这样一种细胞，其功能是传递遗传信息给后代，那么，结果发生的效应，在种类与严重程度上可以多种多样，将显现在受照射者的后代身上。这种随机性效应称为遗传效应。

可见随机性效应分为两大类，第一类发生在体细胞内，并可能在受照射者体内诱发癌变；第二类发生在生殖组织细胞内，并可引起受照射者后裔的遗传疾患。

## 一、致癌效应

癌症是威胁人类健康的重要疾病之一，致癌病因很多。射线辐射是其中之一，有资料显示，人类全部癌症中 80% 以上来自生活与环境（包括职业），其中大约 1% 来自天然和人工辐射源的照射，如果将职业照射计算在内，这个比例可能会更高些。

人类有关辐射致癌效应的资料，主要来源于对原子弹爆炸受照射人群的流行病学研究、接受放射治疗的患者和从事与放射有关的工作人员的研究。

从受到辐射照射至临床上发现癌症之间存在着持续若干年的时间间隔，这一段时间称之为潜伏期。对于急性白血病，最短潜伏期约为 2 年，而对于其他癌症为 5～10 年，甚至可能更长。

表 7-2 中列出了 ICRP1990 年建议书中给出的致死性癌变和严重遗传效应的概率。

表 7-2 各器官对总危险的相对贡献

| 组织或器官 | 致死癌症概率 F（每百万人·Sv$^{-1}$） | 严重遗传效应（每百万人·Sv$^{-1}$） | 寿命损失（a） |
|---|---|---|---|
| 膀胱 | 30 | | 9.8 |
| 骨髓 | 50 | | 30.9 |
| 骨表面 | 5 | | 15.0 |
| 乳腺 | 20 | | 18.2 |
| 结肠 | 85 | | 12.5 |
| 肝 | 15 | | 15.0 |
| 肺 | 85 | | 13.5 |
| 食管 | 30 | | 11.5 |
| 卵巢 | 10 | | 16.8 |
| 皮肤 | 2 | | 15.0 |

续表

| 组织或器官 | 致死癌症概率F（每百万人·Sv⁻¹） | 严重遗传效应（每百万人·Sv⁻¹） | 寿命损失（a） |
|---|---|---|---|
| 胃 | 110 | | 12.4 |
| 甲状腺 | 8 | | 15.0 |
| 其余组织 | 50 | | 13.7 |
| 性腺 | | 100 | 20.0 |

不同组织或器官诱发癌变的概率差别很大，同样受到1Sv有效剂量的照射，则胃、肺、结肠、红骨髓、食管、膀胱和乳腺诱发癌变的危害性较高，这些癌症的死亡率也相对较高（表7-3）。因此，在放射诊疗工作中，应尽可能保护这些对射线较敏感的组织或器官。

表7-3　成年人患各部位癌症死亡率（U.S.DHHS，1989）

| | 1950～1970年20年的死亡率 | 1980～1985年5年的死亡率 |
|---|---|---|
| 膀胱 | 0.58 | 0.22 |
| 骨 | 0.72 | — |
| 脑 | 0.84 | 0.75 |
| 乳腺 | 0.62 | 0.24 |
| 子宫颈 | 0.50 | 0.33 |
| 结肠 | 0.62 | 0.45 |
| 肾 | 0.78 | 0.48 |
| 白血病 | 0.99 | 0.98 |
| 肝 | 0.98 | 0.95 |
| 肺及支气管 | 0.96 | 0.87 |
| 食管 | 0.97 | 0.92 |
| 卵巢 | 0.74 | 0.62 |
| 胰腺 | 0.99 | 0.97 |
| 前列腺 | 0.84 | 0.26 |
| 皮肤 | — | — |
| 胃 | 0.90 | 0.85 |
| 甲状腺 | 0.15 | 0.06 |
| 子宫 | 0.35 | 0.17 |

*ICRP，1990。数字是由 F.A.Mettler 和 W.K.Sinclair 根据美国的表格和图标资料推导出的

## 二、遗传效应

生物体在受到电离辐射照射时其生殖细胞也受到照射，而且受照射的生殖细胞内产生了发生突变的基因，一般情况下，如果这种基因突变没有造成受照射的生殖细胞死亡，而且该生殖细胞有可能与异性的生殖细胞结合形成胚胎，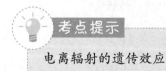
则电离辐射照射的后果就有可能在该受照生物体的后代中表现出来。这类在受照个体的子代个体中出现的辐射生物学效应叫做辐射的遗传效应，这种效应在后代中的出现是随机

考点提示

电离辐射的遗传效应

性的。

遗传效应严重程度的变化范围很大。一种效应是导致第一子代遗传疾病的显性突变。另外一种效应是隐性突变,它对最初几个子代的影响很小,但后代遗传损伤的总数增加了。还有许多有害的情况在人类中有相当大的发生机会,并且是由遗传因子与环境因子相互作用而产生的,它们称为多因素疾患。

在小剂量与低剂量率的情况下,按分布于全体公众的性腺剂量计算,产生以后各代的严重遗传效应的概率系数为 $0.5×10^{-2}Sv^{-1}$(不包括多因素效应)。约有80%的效应来自显性与性连锁的突变。对多因素效应的概率系数按严重程度加权后大约为 $0.5×10^{-2}Sv^{-1}$。因为工作人群的年龄分布不同,其系数比全人口的略小(约减少40%),ICRP 认为按照严重程度加权,全人口的遗传效应概率系数取为 $1.0×10^{-2}Sv^{-1}$,而对工作人群取为 $0.6×10^{-2}Sv^{-1}$,足以表示以后全部世代的加权遗传效应系数。如进一步按损害发生后的寿命损失加权,相应的数值为 $1.3×10^{-2}Sv^{-1}$ 及 $0.8×10^{-2}Sv^{-1}$。

## 第六节 胎儿出生前受照效应

妊娠期孕妇子宫内的胚胎或胎儿如果受到射线的照射,则此照射可使胚胎或胎儿在子宫内以及胎儿出生后出现各种损害。

胚胎或胎儿在不同发育时期受照射后出现的照射效应有所不同,一般来说,妊娠早期受照射后损害较重,晚期损害相对较轻。主要包括:胚胎死亡、畸形、智力迟钝、诱发癌变及遗传效应。这其中既有确定性效应,也有随机性效应。

### (一)胚胎死亡

当受精卵着床之前或在着床之后的即刻,通常称为着床前期(相当于人受孕0~9天)。动物实验结果表明,此时以相对较小的剂量(如0.1Gy)即能诱发胚胎死亡。在宫内发育的其他阶段,受到较高的剂量照射后,也会诱发胚胎或胎儿死亡。

### (二)畸形

胚胎在器官形成期(相当于人受孕后9~42天)受到照射,可能引起照射时正在发育的器官畸形。此效应在性质上属于确定性效应,根据动物实验估计,对人引起此效应的阈值约为0.1Gy。胚胎或胎儿在发育的各个阶段(尤其是妊娠后期)受照,还会发生没有畸形的生长障碍。

### (三)智力低下

照射可导致不同程度的智力受损,其严重程度随照射剂量而增加,直至认知功能严重迟钝。在妊娠8~15周期间受到照射,导致严重智力低下的危险系数以大约 $0.4Sv^{-1}$ 的比例增加,$0.4Sv^{-1}$ 的含义是指受到 $1Sv^{-1}$ 有效剂量的照射,诱发智力低下的概率为40%;对于在妊娠16~25周期间的照射来说,此份额则以大约 $0.1Sv^{-1}$ 的比例增加。因此,在妊娠8~15周内是射线照射引发智力低下最敏感的时期,其次是16~25周。

### (四)诱发癌变

受照射胎儿在出生后10周岁之内表现儿童白血病及其他儿童癌症发病率增高。人们已将出生前受照射所致致死性儿童癌症的危险估计为 $2.8×10^{-2}Sv^{-1}$,并假定在整个妊娠期内危险是固定不变的。

# 第七节 皮肤效应

在受照射的皮肤上,电离辐射既可引起确定性效应(如:急、慢性放射性皮肤损伤),也可引起随机性效应(诱发癌症)。

## 一、急性放射性皮肤损伤

身体局部受到一次或短时间(数日)内多次受到大剂量(X、γ 及 β 射线等)照射所引起的急性放射性皮炎及放射性皮肤溃疡,称为急性放射性皮肤损伤。

在医用辐射过程中,若违章操作或设备发生故障,或长时间进行局部照射,就可能使患者身体局部受到大剂量照射,而导致急性放射性皮肤损伤。

### (一)临床表现与分度诊断标准

皮肤照射后的主要临床表现和预后,因射线种类、射线能量、照射剂量、剂量率、受照部位、受照面积和身体情况等而异。临床表现与分度诊断标准见表7-4。

表7-4　急性放射性皮肤损伤分度诊断标准

| 分级 | 初期反应期 | 假愈期 | 临床症状明显期 | 参考剂量(Gy) |
|---|---|---|---|---|
| I | | | 毛囊丘疹、暂时脱毛 | ≥3 |
| II | 红斑 | 2~6周 | 脱毛、红斑 | ≥5 |
| III | 红斑、烧灼感 | 1~3周 | 二次红斑、水疱 | ≥10 |
| IV | 红斑、麻木、瘙痒、水肿、刺痛 | 数小时~1天 | 二次红斑、水疱、坏死、溃疡 | ≥20 |

### (二)处理原则

立即脱离辐射源或防止被照区皮肤再次受到照射或刺激,疑有放射性核素沾染皮肤时应及时予以清洗去污。根据损伤的严重程度采取不同的局部或全身治疗,必要时可采取手术治疗。对危及生命的损害(如休克、外伤和大出血)应首先给以抢救处理。

## 二、慢性放射性皮肤损伤

由急性放射性皮肤损伤迁延而来或有小剂量射线长期照射(职业性或医源性)后引起的慢性放射性皮炎及慢性放射性皮肤溃疡为慢性放射性皮肤损伤。

慢性放射性皮肤损伤是由于局部皮肤长期受到超过剂量限值的照射,年累计剂量一般大于15Gy。受照数年后皮肤及其附件出现慢性病变,亦可由急性放射性皮肤损伤迁延而来。应结合健康档案,排除其他皮肤疾病,进行综合分析作出诊断。

### (一)临床表现和分度诊断标准

性放射性皮肤损伤的临床表现和分度诊断标准如下:

I度　皮肤色素沉着或脱失、粗糙、指甲灰暗或纵嵴色条甲。

II度　皮肤角化过度,皲裂或萎缩变薄,毛细血管扩张,指甲增厚变形。

III度　坏死溃疡,角质突起,指端角化融合,肌腱挛缩,关节变形,功能障碍(具备其中一项即刻)。

### (二)处理原则

I度慢性放射性皮肤损伤者,应妥善保护局部皮肤避免外伤及过量照射,并做长期观察；Ⅱ度损伤者，应视皮肤损伤面积的大小和轻重程度，减少射线接触或脱离放射性工作，并给予积极治疗；Ⅲ度损伤者，应脱离放射性工作，并及时给予局部和全身治疗。对经久不愈的溃疡或严重的皮肤组织增生或萎缩性病变，应尽早手术治疗。

### 三、放射性皮肤癌

放射性皮肤癌是指在电离辐射所致皮肤放射性损害的基础上发生的皮肤癌。

#### （一）诊断标准

1. 必须是在原放射性损伤的部位上发生的皮肤癌。

2. 癌变前表现为射线所致的角化过度或长期不愈的放射性溃疡。

3. 凡不是在皮肤受放射性损害部位的皮肤癌，均不能诊断为放射性皮肤癌。

4. 发生在手部的放射性皮肤癌其细胞类型多为鳞状上皮细胞癌。

#### （二）处理原则

1. 对放射性皮肤癌应尽早彻底手术切除。

2. 放射性皮肤癌局部应严格避免接触射线，一般不宜放射治疗。

3. 放射性皮肤癌，因切除肿瘤而需作截指（肢）手术时，应慎重考虑。

#### （三）危险估计

ICRP 皮肤问题工作组的报告发现引起皮肤癌发病率的当量剂量为 $10^{-1}Sv^{-1}$，而皮肤癌的死亡率为 0.2%，即 $2×10^{-3}$。这样的致死性皮肤癌危险，被假定为可应用于小剂量，则为 $2×10^{-4}Sv^{-1}$。

电离辐射诱发超额皮肤癌危险受到紫外辐射照射的影响，而且与皮肤的色素沉着程度有关系。浅肤色的人（极端例子就是白化病患者）危险最大。人种之间易感性相差 50 倍，黑肤色的人种中，天然发生皮肤癌或者电离辐射诱发皮肤癌的危险都很低。

### 本章小结

1. X 射线在诊断上主要应用有透视、普通摄影、CR、DR、造影检查、数字减影、X-CT 等；X、γ 射线可以用于肿瘤的放射治疗；放射性核素既可以用于诊断，也可以用于治疗。

2. 在 X 射线应用的早期，由于人们对射线的危害认识不够，导致了滥用 X 射线的现象，使从事放射的工作人员和患者都受到了不同程度的损害。

3. 电离辐射的生物效应分为确定性效应和随机效应。

4. 确定性效应是指有剂量阈值的一类电离辐射效应，其严重程度取决于受照剂量的大小。性腺、骨髓、眼晶体是人体对射线最敏感的三类器官。

5. 随机性效应是指其发生的概率（而非严重程度）与受照剂量大小有关的一类辐射生物效应，它包括致癌效应和遗传效应。

6. 射线对不同时期的胎儿会造成胚胎死亡、畸形、智力低下和诱发癌变等。

7. 皮肤接受射线的照射后会出现急性放射性皮肤损伤、慢性放射性皮肤损伤和放射性皮肤癌等反应。出现这些损伤后应视严重程度的不同采取不同措施，给予积极治疗。

（魏海港）

目标测试

**一、名词解释**

1. 随机性效应
2. 确定性效应

**二、选择题**

1. X射线在诊断方面的应用中下列辐射剂量最小的检查是

    A. DR              B. 透视             C. CT               D. 数字减影

2. 受X射线照射后胚胎死亡最易发生的时间是

    A. 0~9天         B. 9~42天         C. 1.5~4个月       D. 4个月以上

3. 导致胎儿畸形的敏感受照期是

    A. 0~9天         B. 9~42天         C. 1.5~4个月       D. 4个月以上

4. 导致儿童智力低下的胎儿受X射线照射最敏感的时间是

    A. 0~9天         B. 9~42天         C. 1.5~4个月       D. 4个月以上

5. 胚胎或胎儿在不同发育时期受照射后出现的照射效应不包括

    A. 胎儿死亡       B. 智力低下       C. 畸形          D. 行为异常

**三、问答题**

1. X射线在诊断方面有哪些应用？各自有什么特点？
2. 放射线在治疗方面有哪些应用？
3. 急性放射性皮肤损伤的诊断标准及处理原则是什么？
4. 慢性放射性皮肤损伤的诊断标准及处理原则是什么？
5. 皮肤癌的诊断标准及处理原则是什么？

# 第八章　放射防护法规和标准

**学习目标**

1. 掌握：放射防护的基本原则内容；我国放射工作防护标准中规定的职业照射和公众照射的剂量限值。
2. 了解：与医用放射防护有关的放射防护法规和标准；放射防护法规与标准的概念及贯彻实施方法。

随着科技的进步和社会的发展，放射性核素与射线装置作为先进科学技术已广泛应用于工业、农业、医药卫生、文化科技等各个领域。由于放射性核素与射线的固有特性，决定了它既能造福人类，也有可能对人体健康带来危害。为了保障放射工作人员和公众的健康与安全，保护环境，促进射线和核技术的应用，国家发布了一系列法规和标准，以规范、管理放射性核素和射线装置的应用。

放射防护法规是放射卫生防护机构执法监督的法律依据，同时也是放射防护标准制定的依据，并赋予相应标准以法律效力。放射防护标准是开展放射防护监督与评价的科学依据。

国家法规、标准在贯彻执行过程中，监督机构及监督员的责任是对放射工作单位进行督促检查，做到依法监督，据法处置；并依据法规监督检查对标准的贯彻执行情况，进行监督检测与评价，从而实施有效的防护措施，这属于国家执法监督性质。省、市（地）、县各级有关行政主管部门应根据国家有关的放射防护管理条例所规定的职责范围行使监督权。

放射工作单位及其主管部门根据法规对自身的放射防护管理，是贯彻实施法规的主要方面。

放射工作单位负责人，对本单位的放射防护工作负直接责任，应采取有效措施，使本单位的放射防护工作符合国家有关规定和标准，做到知法守法。放射工作单位的主管部门，负责管理本系统的放射防护工作，并监督检查下属单位认真贯彻国家放射防护法规和标准。

## 第一节　放射防护法规和标准的内容

### 一、放射防护法规

法规是由国家制定的一切规范性文件，（包括法律、法令、条例、规定、规则、决议、决定、命令等），并由国家强制执行或实施的具有普遍效力的行为规范体系。放射防护法规是国务院及有关部委颁布的监督管理放射安全的行政法规。

为保障放射工作人员、公众及其后代的健康与安全，促进电离辐射的合理应用与放射事业的发展，我国的放射卫生防护法规正在逐渐完善和健全。2001年10月27日全国人民代表大会通过《中华人民共和国职业病防治法》，自2002年5月1日起施行，该法首次以法律的形式将放射性物质列为职业病的危害之一，为监督管理工作，放射性物质的生产与使用和保护放射工作者的健康及相应的权益提供了法律依据。2005年8月31日国务院第104次常务会议通过《放射性同位素与射线装置安全和防护条例》，自同年12月1日起施行；2005年12月30日国家环境保护总局局务会议审议通过《放射性同位素与射线装置安全许可管理办法》，自2006年3月1日起实施。以上放射防护法规是当今放射卫生防护管理领域中法律地位最高的专门行政法规。表8-1是我国现行有效的与医用辐射安全防护相关的主要法规。

表8-1 我国现行有效的与医用辐射安全防护相关的主要法规

| 名称 | 发布文号 | 发布日期 | 施行日期 |
| --- | --- | --- | --- |
| 中华人民共和国职业病防治法 | 国家主席令60号 | 2001-10-27 | 2002-05-01 |
| 放射性同位素与射线装置安全防护安全条例 | 国务院令第449号 | 2005-09-14 | 2005-12-01 |
| 职业健康监护管理办法 | 卫生部令第23号 | 2002-03-28 | 2002-05-01 |
| 职业病诊断与鉴定管理办法 | 卫生部令第24号 | 2002-03-28 | 2002-05-01 |
| 职业病危害项目申报管理办法 | 卫生部令第21号 | 2002-03-28 | 2002-05-01 |
| 放射诊疗管理规定 | 卫生部令第46号 | 2006-01-24 | 2006-03-01 |
| 建设项目职业病危害分类管理办法 | 卫生部令第49号 | 2006-07-27 | 2006-07-27 |
| 放射工作人员职业健康管理办法 | 卫生部令第55号 | 2007-06-03 | 2007-11-01 |
| 关于规范健康体检应用放射技术的通知 | 卫办监督发[2012]148号 | 2012-12-12 | 2013-01-18 |
| 质子和重离子加速器放射治疗技术管理规范(试行) | 卫办医政发[2009]198号 | 2009-11-13 | 2009-11-24 |
| 放射性粒子植入治疗技术管理规范(试行) | 卫办医政发[2009]187号 | 2009-11-13 | 2009-11-24 |
| 心血管疾病介入诊疗技术管理规范 | 卫医发[2007]222号 | 2007-07-13 | 2009-11-24 |
| 口腔颌面部恶性肿瘤放射性粒子植入治疗技术管理规范(试行) | 卫办医政发[2009]193号 | 2009-11-13 | 2009-11-24 |

## 二、放射防护标准

"标准是对重复性事物和概念所作的统一规定。它以科学技术和实践经验的综合成果为基础，经有关方面协商一致，由主管机构批准，以特定形式发布，作为共同遵守的准则和依据。"(GB3935.1-83)

我国标准化法将标准分为国家标准、行业标准、地方标准和企业标准四级。按标准体制分为强制性标准和推荐性标准。

放射防护标准属于一种技术性规范，它包括基本标准和派生的次级标准，它是人类为限制电离辐射危害而制定的科学规范，旨在通过标准的实施，保护放射工作人员和公众及其后代免受电离辐射的危害，促进放射事业的发展。

放射防护基本标准阐述了放射防护的基本原则，规定出各类人员接受天然本底辐射以外的照射的基本限值。随着科学的发展，人们对辐射效应认识的不断加深，以及对剂量与效应关系的研究逐步深入，基本标准也随之不断变化。与早年相比剂量限值逐渐降低，引用的概念、防护目的、防护原则和剂量限值办法等日趋准确、完善、合理。

考点提示

我国放射卫生防护的标准

2002 年 10 月 8 日，国家质量监督检验检疫总局发布《电离辐射防护与辐射安全基本标准》（GB18871—2002）。

该标准自 2003 年 4 月 1 日起实施。它是我国放射卫生防护领域中最重要、最基本的标准。表 8-2 是我国现行有效的、与医用辐射安全防护相关的主要标准。

表 8-2 我国现行有效的、与医用辐射安全防护相关的主要标准

| 序号 | 标准代号 | 标准名称 |
|---|---|---|
| 1 | GB 18871-2002 | 电离辐射防护与辐射安全基本标准 |
| 2 | GBZ 120-2006 | 临床核医学放射卫生防护标准 |
| 3 | GBZ 121-2002 | 后装 γ 源近距离治疗卫生防护标准 |
| 4 | GBZ 126-2011 | 电子加速器放射治疗放射防护标准 |
| 5 | GBZ 130-2002 | 医用 X 射线诊断卫生防护标准 |
| 6 | GBZ 131-2002 | 医用 X 射线治疗卫生防护标准 |
| 7 | GBZ 133-2009 | 医用放射性废物的卫生防护管理 |
| 8 | GBZ 134-2002 | 放射性核素敷贴治疗卫生防护标准 |
| 9 | GBZ 138-2002 | 医用 X 射线诊断卫生防护监测规范 |
| 10 | GBZ/T 149-2002 | 医学放射工作人员卫生防护培训规范 |
| 11 | GBZ/T 152-2002 | γ 远距治疗室设计防护标准 |
| 12 | GBZ/T 161-2004 | 医用 γ 射束远距治疗防护与安全标准 |
| 13 | GBZ 165-2005 | X 射线计算机断层摄影放射卫生防护标准 |
| 14 | GBZ 168-2005 | X、γ 射线头部立体定向外科治疗放射卫生防护标准 |
| 15 | GBZ 178-2006 | 低能 γ 射线粒子源植入治疗的放射卫生防护与质量控制监测规范 |
| 16 | GBZ 179-2006 | 医疗照射放射防护基本要求 |
| 17 | GBZ/T 180-2006 | 医用 X 射线 CT 机房的辐射屏蔽规范 |
| 18 | GBZ/T 181-2006 | 建设项目职业病危害放射防护评价报告编制规范 |
| 19 | GB 11930-2010 | 操作非密封源的辐射防护规定 |
| 20 | GBZ/T 186-2007 | 乳腺 X 射线摄影质量控制检测规范 |
| 21 | GBZ/T 187-2007 | 计算机 X 射线摄影（CR）质量控制监测规范 |
| 22 | GBZ/T 201-2007 | 放射治疗机房的辐射屏蔽规范第 1 部分：一般原则 |
| 23 | GB/T 17589-2011 | X 射线计算机断层摄影装置质量保证检测规范 |
| 24 | GBZ 235-2011 | 放射工作人员职业健康监护技术规范 |
| 25 | GB 16349-1996 | 育龄妇女和孕妇的 X 线检查放射卫生防护标准 |
| 26 | GB 16361-2012 | 临床核医学的患者防护与质量控制规范 |
| 27 | GB 16362-2010 | 远距治疗患者放射防护与质量保证要求 |
| 28 | WS/T 75-1996 | 医用 X 射线诊断的合理应用原则 |
| 29 | WS/T 76-2011 | 医用诊断设备 X 线常规影像质量控制监测规范 |
| 30 | WS/T 328-2011 | 放射事故医学应急预案编制规范 |
| 31 | WS 262-2006 | 后装 γ 源治疗的患者防护与质量控制监测规范 |

续表

| 序号 | 标准代号 | 标准名称 |
|---|---|---|
| 32 | GBZ/T 216-2009 | 人体体表放射性核素污染处理规范 |
| 33 | GBZ/T220.2-2009 | 建设项目职业病危害放射防护评价规范 第2部分:放射治疗装置 |
| 34 | GBZ/T201.2-2011 | 放射治疗机房的辐射屏蔽规范 第2部分:电子直线加速器放射治疗机房 |
| 35 | WS/T 389-2012 | 医学X线检查操作规程 |
| 36 | WS/T 391-2012 | CT检查操作规程 |

# 第二节 放射防护法规和标准的贯彻实施

## 一、辐射防护的要求

《电离辐射防护与辐射安全基本标准》提出,对使用电离辐射源或产生电离辐射的一切实践活动,必须遵守以下防护基本原则:

### (一)实践的正当性原则

任何改变照射情况的决定都应当是利大于弊。我国基本标准(GB 18871-2002)中对实践的正当性的表述是:"对于一项实践,只有在考虑了社会、经济和其他有关因素之后,其对受照个人或社会所带来的利益足以弥补其可能引起的辐射危害时,该实践才是正当的。"这说明引入新的放射源,减少现存照射,或降低照射的危险,人们能够得到足够的个人或社会利益来弥补其引起的损害。

考点提示
防护的基本原则

医疗照射正当性判断的一般原则是:在考虑了可供采用的不涉及医疗照射的替代方法的利益和危险之后,证明医疗照射给个人或社会所带来的利益大于可能引起的辐射危害时,该医疗照射才是正当的。

对于复杂的诊断与治疗,应注意逐例进行正当性判断。还应注意根据医疗技术与水平的发展,对过去认为是正当的医疗照射重新进行正当性判断。

1. 诊断检查的正当性判断 在判断放射学或核医学检查的正当性时,应掌握好适应证,正确合理地使用医疗照射,并应避免不必要的重复检查;对妇女及儿童实施放射学或核医学检查的正当性更应慎重进行判断。

2. 群体检查的正当性判断 涉及医疗照射的群体检查的正当性判断,应考虑通过普查可能查出的疾病进行有效治疗的可能性和由于某种疾病得到控制而使公众所获得的利益,只有这些受益足以补偿在经济和社会方面所付出的代价(包括辐射危害)时这种检查才是正当的。X射线诊断的筛选性普查还应避免使用透视方法。

### (二)剂量限制和潜在照射危险限制

即除了患者的医疗照射之外,任何个人受到来自监管的计划照射的剂量之和不能超过国家基本标准规定的相应限值。

应对个人所受到的正常照射加以限制,以保证个人总有效剂量不超过相应剂量限值。应对个人所受到的潜在照射危险加以限制,使来自各项获准实践的所有潜在照射所致的个人危险与正常照射剂量限值所相应的健康危险处于同一数量级水平。

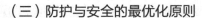

### （三）防护与安全的最优化原则

我国基本标准（GB 18871-2002）中对防护与安全的最优化的表述是："对于来自一项实践中的任一特定源的照射，应使防护与安全最优化，使得在考虑了经济和社会因素之后，个人受照剂量的大小、受照射的人数以及受照射的可能性均保持在可合理达到的尽量低的水平；这种最优化需以该放射源所致个人剂量和潜在照射危险分别低于剂量约束和潜在照射危险约束为前提条件（治疗性医疗照射除外）。"

## 二、职业照射的工作条件

### （一）工作待遇

用人单位不得以特殊补偿、缩短工作时间或以休假、退休金或特种保险等方面的优待安排代替为符合本标准的要求所需要采取的防护与安全措施。

### （二）孕妇的工作条件

女性工作人员发现自己怀孕后要及时通知用人单位，以便必要时改善其工作条件。孕妇和授乳妇女应避免受到内照射。

用人单位不得把怀孕作为拒绝女性工作人员继续工作的理由。用人单位有责任改善怀孕女性工作人员的工作条件，保证为胚胎和胎儿提供与公众相同的防护水平。

### （三）未成年人工作条件

年龄小于 16 周岁的人员不得接受职业照射。年龄小于 18 岁的人员除非为了进行培训并受到监督，否则不得在控制区工作，他们所受到的剂量按下面第三条第（二）项中的规定进行控制。

## 三、剂量限值

### （一）应对任何工作人员的职业照射水平进行控制，使之不超过下述限值

1. 由审管部门决定的连续 5 年的年平均有效剂量（但不可作任何追溯性平均），20mSv。
2. 任何一年中的有效剂量，50mSv。
3. 眼晶体的年当量剂量，150mSv。
4. 四肢（手和足）或皮肤的年当量剂量，500mSv。

### （二）对于年龄为 16～18 岁接受涉及辐射照射就业培训的徒工和年龄为 16～18 岁在学习过程中需要使用放射源的学生，应控制其职业照射，使之不超过下述限值

1. 年有效剂量，6mSv。
2. 眼晶体的年当量剂量，50mSv。
3. 四肢（手和足）或皮肤的年当量剂量，150mSv。

### （三）公众照射剂量限值

实践使公众中有关关键人群组的成员所受到的平均剂量估计值不应超过下述限值：

1. 年有效剂量，1mSv。
2. 特殊情况下，如果 5 个连续年的年平均剂量不超过 1mSv，则某一单一年份的有效剂量可提高到 5mSv。
3. 眼晶体的年当量剂量，15mSv。
4. 皮肤的年当量剂量，50mSv。

以上剂量限值不适用于患者的慰问者。应对患者的慰问者所受的照射加以约束，使他

们在患者诊断或治疗期间所受的剂量不超过 5mSv。应将探视摄入放射性物质的患儿所受的剂量限制于 1mSv 以下。

 **本章小结**

　　1. 我国放射防护工作依据的法规是《中华人民共和国放射污染防治法》、《放射性同位素与射线装置安全和防护条例》和《放射性同位素与射线装置安全许可管理办法》。

　　2. 我国现行的放射防护标准是《电离辐射防护与辐射安全基本标准》，此标准阐述了放射防护的基本原则是：实践的正当性；剂量限制和潜在照射危险限制；防护与安全最优化。该标准对职业照射的工作待遇、孕妇的工作条件、未成年人的工作条件均有明确规定。

（张承刚）

 **目标测试**

**一、填空题**

1. 我国放射防护工作依据的法规是_____、_____和_____。

2. 我国现行放射防护标准是_____。

3. 放射基本原则是_____、_____和_____。

4. 如果某放射工作单位的防护条件达不到要求，_____用津贴的办法补偿。

5. 用人单位有责任改善怀孕女性工作人员的_____，以保证为胚胎和胎儿提供_____。

6. 年龄小于_____周岁的人员不得接受职业照射。

**二、选择题**

1. 下列限值中哪一个是放射工作人员个人年剂量限值
　 A. 5mSv/a　　　B. 20mSv/a　　　C. 50mSv/a　　　D. 500mSv/a

2. 《放射性同位素与射线装置安全和防护条例》属于哪一级法律文件
　 A. 国家级　　　B. 省级　　　C. 市级　　　D. 县级

3. 规定职业照射的眼晶体年当量剂量限值是
　 A. 150mSv/a　　B. 50mSv/a　　C. 15mSv7a　　D. 500mSv/a

4. 规定公众照射的剂量限值是
　 A. 6mSv/a　　　B. 1mSv/a　　　C. 15mSv/a　　　D. 5mSv/a

5. 规定职业照射四肢（手和足）或皮肤的年当量剂量限值是
　 A. 50mSv/a　　B. 150mSv/a　　C. 500mSv/a　　D. 任何值

**三、简答题**

1. 放射防护的三个基本原则是什么？
2. 放射防护的基本方法是什么？

# 第九章　X射线屏蔽防护

 学习目标

1. 掌握：外照射的防护方法；屏蔽厚度的确定方法。
2. 了解：常用屏蔽防护材料；屏蔽防护材料的屏蔽性能和散射性能。

　　根据源于体外或体内对人体产生的照射，电离辐射可分为外照射和内照射。外照射指体外放射源对人体造成的照射，主要由X射线、γ射线、中子束、高能带电离子束和β射线引起，医疗照射既有外照射，也有内照射。

　　外照射防护的基本方法有：时间防护、距离防护和屏蔽防护。在实际防护工作中，三种防护手段需联合运用、合理调节。屏蔽防护是一种重要防护措施，因为它直接关系到工作人员和公众的受照剂量和安全。因此，在屏蔽防护中必须掌握和了解常用屏蔽材料的种类、性能以及屏蔽厚度的确定方法。

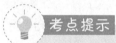 考点提示

外照射防护的基本方法

## 第一节　外照射防护的基本方法

### 一、时间防护

　　时间防护是指在不影响工作质量的前提下，尽量缩短人员受照射的时间。因为无论何种照射，人体受照剂量的大小都与受照时间成正比。接触射线的时间越长，其危害就越严重，反之，缩短受照时间，即可达到降低剂量的目的。时间防护就是利用这一原理，一切人员都应尽可能减少在辐射场内停留的时间，使受照剂量减少到可以合理达到的最低程度。这是一种无须付出经济代价而简单易行的防护措施。工作人员在从事照射的实践行动，操作前应做好充分准备，操作中技术熟练、准确、迅速以尽量缩短检查时间。普通X射线透视，医生在暗室中使用眼睛的暗视力系统观察，视觉灵敏度低，影像亮度低，观察时间长，这就要求医生应充分做好眼睛的暗适应，以缩短观察时间。有条件的单位应尽量采用带影像增强的电视系统检查，因为工作人员是在明室中观察，视觉敏感度高，不仅诊断更加准确，同时也缩短了照射时间。X射线摄影应优选投照条件，不出或少出废片，以减少重复照射。在特殊情况下，工作人员不得不在大剂量照射下工作时，也应严格限制操作时间，使受照剂量控制在规定的限值以下，有效地保护自己和接受照射的患者。

## 二、距离防护

距离防护是指在不影响工作质量的前提下,尽可能远离放射源或散射体的办法来减少受照剂量,达到防护的目的。这种方法对任何放射源或散射体都是有效的。对于点状源,若不考虑空气对射线的吸收,X射线按平方反比法则衰减,可见距离防护是十分有效的。

## 三、屏蔽防护

欲减少人员的受照剂量,单靠时间防护和距离防护不仅不够,而且还受到客观条件的限制,因此还需要采用屏蔽防护。

屏蔽防护是指在放射源和人员之间,放置一定厚度能有效吸收和衰减放射线的屏蔽材料,从而衰减或消除射线对人体的危害。

在屏蔽防护中主要研究的问题是:屏蔽材料的选择和屏蔽厚度的确定。

> **考点提示**
>
> 外照射的屏蔽防护

# 第二节 屏蔽材料

## 一、对屏蔽材料的要求

一般来说,任何物质或多或少都能使穿过的射线受到衰减,但并不都适合作屏蔽防护材料。在选择屏蔽防护材料时,必须从材料的防护性能、结构性能、稳定性能和经济成本等方面综合考虑。

1. 防护性能 防护性能主要是指材料对辐射的衰减能力,也就是说,为达到某一预定的屏蔽效果所需材料的厚度和重量。在屏蔽效果相当的情况下,成本差别不大,厚度最薄,重量最轻的材料最理想。此外,还应考虑所选材料在衰减入射线的过程中不产生贯穿性的次级辐射,或即使产生,也非常容易吸收。

2. 结构性能 屏蔽材料除应具有很好的屏蔽性能,还应成为建筑结构的部分。因此,屏蔽材料应具有一定的结构性能,包括材料的物理形态、力学特性和机械强度等。

3. 稳定性能 为保持屏蔽效果的持久性,要求屏蔽材料稳定性能好,也就是材料具有抗辐射的能力,而且当材料处于水、汽、酸、碱、高温环境时,能耐高温、抗腐蚀。

4. 经济成本 所选用的屏蔽材料还应成本低、来源广泛、易加工,且安装、维修方便。

## 二、常用的屏蔽防护材料

### (一) 对X(或γ)射线的屏蔽材料

屏蔽X(或γ)射线的材料一类是高原子序数的金属,一类是低原子序数的建筑材料。

1. 铅 原子序数82,密度$11350kg \cdot m^{-3}$。具有耐腐蚀、在射线照射下不易损坏和强衰减X射线的特性,是一种良好的屏蔽防护材料。但铅的价格贵,结构性能差,机械强度差,不耐高温,具有化学毒性,对低能X射线散射量较大。选用时需根据情况具体分析。例如,可用作X射线管管套内衬防护层、防护椅、遮线器、铅屏风和放射源容器、防护门窗等。

在X射线防护的特殊需要中,还常采用含铅制品,如铅橡皮、铅玻璃、铅塑板等。铅橡皮可制成铅橡胶手套、铅橡胶围裙、铅橡胶活动挂帘和各种铅橡胶个人防护用品等；铅玻璃保持了玻璃的透明特性，可做 X 射线机透视荧光屏上的防护用铅玻璃，以及铅玻璃眼镜和各种屏蔽设施中的观察窗。铅塑板可制作个人防护用品和患者接触屏蔽的常用防护材料。

2. 铁或钢　原子序数 26，密度 7800kg•m$^{-3}$。铁的机械性能好，价廉，易于获得，有较好的防护性能，因此是防护性能与结构性能兼优的屏蔽材料，通常多用于固定式或移动式防护屏蔽。对 100kV 以下的 X 射线，大约 6mm 厚的铁板就相当于 1mm 厚铅板的防护效果。因此，可在很多地方用铁来代替铅。

3. 砖　价廉、通用、来源容易。在医用诊断 X 射线能量范围内，一砖厚（24cm）实心砖墙约有 2mm 的铅当量。对低千伏产生的 X 射线，砖的散射量较低，故是屏蔽防护的好材料，但在施工中应使砖缝内的砂浆饱满，不留空隙。

4. 混凝土　由水泥、粗骨料（石子）、砂子和水混合做成，密度约为 2300kg•m$^{-3}$，含有多种元素。混凝土的成本低廉，有良好的结构性能，多用作固定防护屏障。为特殊需要，可以通过加进重骨料（如重晶石、铁矿石、铸铁块等），以制成密度较大的重混凝土。重混凝土的成本较高，浇注时必须保证重骨料在整个防护屏障内的均匀分布。

5. 水　有效原子序数 7.4，密度为 1000kg•m$^{-3}$。水的结构性能和防护性能较差，但成本低、透明、可流动，常以水池的形式储存放射源。在强辐射的情况下，水会分解生成有害的气体，所以用于辐射屏蔽的水，以无离子水为好。

（二）各种屏蔽材料厚度的折算

若在现有建筑内安装 X 射线机或其他放射源，在屏蔽计算时应考虑建筑物中原有的砖、灰浆、石料等建筑材料对屏蔽的贡献。由于这些材料都是由低原子序数物质构成的，因此，可用经验公式（9-1）将它们的实际厚度（d$_{材料}$）折合成等效的混凝土厚度（d$_{混凝土}$）。

$$d_{混凝土}=d_{材料}(\rho_{材料}/\rho_{混凝土}) \tag{9-1}$$

式（9-1）ρ$_{材料}$、ρ$_{混凝土}$分别为某建筑材料和混凝土的密度。X（或γ）射线常用屏蔽材料的密度在表 9-1 中列出。

表 9-1　X（或γ）射线常用屏蔽材料的密度（kg•m$^{-3}$）

| 材料 | 平均密度 | 材料 | 平均密度 |
|---|---|---|---|
| 混凝土 | | 砂子灰泥 | 1540 |
| 　普通混凝土 | 2350 | 花岗石 | 2650 |
| 　重晶石混凝土 | 3600 | 石灰石 | 2460 |
| 　磷铁矿骨料混凝土 | 4800 | 大理石 | 2700 |
| 　钛铁矿骨料混凝土 | 3850 | 硫酸钡（天然重晶石） | 4500 |
| 砂子（干燥、压实） | 1600～1900 | 水 | 1000 |
| 泥土（干燥、压实） | 1500 | 木头 | 500～900 |
| 砖（软） | 1650 | 铅玻璃 | |
| 砖（硬） | 2050 | 普通铅玻璃 | 3270 |
| 瓷砖 | 1900 | 高密度铅玻璃 | 6220 |

（三）铅当量

为了便于比较各种防护材料对 X（或γ）射线的屏蔽性能，通常用铅作为比较标准。把达到与一定厚度的某屏蔽材料相同屏蔽效果的铅层厚度，称为该一定厚度屏蔽材料的铅当量，单位以毫米铅（mmPb）表示。屏蔽材料的铅当量不是固定不变的，它不仅随射线的能量、材料的厚度而变化，还与照射野的大小等因素有关。因此，防护材料的铅当量，必须说明是什么材料，厚度是多少，在多大射线能量下的铅当量。

说明材料的屏蔽性能还可以用比铅当量的概念。所谓比铅当量是指单位厚度(mm)防护材料的铅当量。几种X射线防护材料的比铅当量列于表9-2中。

表9-2 几种X射线防护材料的比铅当量推荐值

| 防护材料 | 比铅当量*(mmPb·mm$^{-1}$)材料 |
|---|---|
| 铅橡胶 | 0.2～0.3 |
| 铅玻璃 | 0.17～0.30 |
| 含铅有机玻璃 | 0.01～0.04 |
| 填充型安全玻璃(半流体复合物) | 0.07～0.09 |
| 橡胶类复合防护材料 | |
| 　软质(做个人防护用品) | 0.15～0.25 |
| 　硬质(做屏蔽板) | 0.30～0.50 |
| 玻璃钢类复合防护材料 | 0.15～0.20 |
| 建筑用防护材料(防护涂料、防护砖及防护大理石) | 0.1～0.3 |

*X射线线质：80～120kV；2.5mmAl；所列比铅当量数值为该种防护材料常用型号数值

# 第三节 屏蔽厚度的确定方法

为防御放射线的危害，需要各种屏蔽防护，无论是机房的建筑等固有防护设施，还是工作人员、受检者或患者的个人防护用品，均需按一定要求对所用屏蔽材料的防护厚度进行计算。另外，剂量监督部门在进行防护监测中，以及使用单位在考虑防护设备是否满足防护要求时，也需要进行必要的计算，以判断屏蔽厚度是否能达到将照射量控制在允许范围的目的。

## 一、确定屏蔽厚度的依据

从放射线的衰减理论讲，经屏蔽后的放射线剂量永远不会变成零。因此，放射线的屏蔽设计，并不在于确定一个完全吸收放射线的物质层厚度，而是设法找到穿过屏蔽层的放射线剂量降低若干倍，并满足剂量限值的屏蔽层厚度。做到既安全可靠，又经济合理。

1. 当量剂量限值和最优化 医用射线的屏蔽计算，首先应根据剂量控制原则进行，工作人员和公众的受照剂量均不得超过规定的当量剂量限值，并按最优化原则处理，即在考虑了经济和社会因素后，使辐射照射保持在可以合理做到的最低水平。

2. 屏蔽用途和距离 被屏蔽的射线分为有用射线、散射线和漏射线。防御有用射线的屏蔽为初级防护屏；防御散、漏射线的屏蔽为次级防护屏。应根据屏蔽用途、放射源的类型、能量、活度以及与放射源距离的远近，设计防护放射线的各种防护设施和防护用品的防护厚度。

3. 屏蔽材料的防护性能 由于屏蔽材料的种类、密度的不同，它们的防护性能也不同，因此，对于同一屏蔽设施所需的屏蔽厚度也各不一样。

4. 工作负荷(W) 工作负荷(工作量)W，指周工作负荷，在数值上等于每周(W$^{-1}$)X射线机的曝光时间t(分)与管电流I(毫安)的乘积，即W=It。单位：mA·min·W$^{-1}$。W一般取数月或1年工作量的平均值。它表征X射线机使用的频繁程度，同时也是输出量多少的一种标志。

5. 居留因子(T) 在控制区外，只要有人居住、逗留，对辐射源均应设置足够的防护屏障，以使非工作人员受到的照射，控制在相应的限值以下。而人们在控制区外逗留的时间只是辐射源总的开启时间的一个份额，这个份额称为居留因子。

对于非职业人员来说，在工作区（如办公室、实验室、病房、值班室）、生活区以及附近建筑有人居住的地方，属全部居留区域，T取1；在走廊、休息室、电梯等处属部分居留区域，T取1/4；在候诊室、卫生间、楼梯等处属偶然居留区域，T取1/16。而职业性照射人员所在区域的T值一般认为等于1。

6. 利用因子（U） 人员受到的照射还与辐射束的朝向有关。在屏蔽设计中，把放射源开启时间内，辐射束对准所关心的那个方向所占时间的分数，称为这一方向对辐射束的利用因子。

利用因子只是在放射源的朝向有变化时，对工作负荷进行修正的一个因子，朝向不能改变的辐射源和非直接从放射源发出的辐射则无须考虑此项修正。一般按屏蔽点被有用射线照射的情况可取地板为1，墙壁为1/4，天花板为1/16。

## 二、屏蔽厚度的计算

屏蔽防护的目的在于通过设置合适厚度的屏蔽体，使我们所关心的某一空间位置上，由辐射源造成的当量剂量不超过相应的剂量控制限值。下面介绍X射线屏蔽厚度确定：

### （一）透射量计算法

对X射线的初级防护屏蔽厚度可用下列公式计算：

$$B = \frac{Pd^2}{WUT} \tag{9-2}$$

式中，B为有用射线的最大允许透射量，单位是 $mSv \cdot m^2 \cdot mA^{-1} \cdot min^{-1}$（也可用mGy代替mSv）；P为周剂量限值，对工作人员：$P = 1mSv \cdot W^{-1}$，对公众：$P = 0.1mSv \cdot W^{-1}$；d为参考点到焦点的距离，单位：m；U为利用因子；T为居留因子；W为周工作负荷；WUT为有效工作负荷，单位同周工作负荷：$mA \cdot min \cdot W^{-1}$。

用（9-2）式求出透射量后，可从图9-1或图9-2中查得用混凝土或用铅作屏蔽材料时所需的屏蔽厚度。

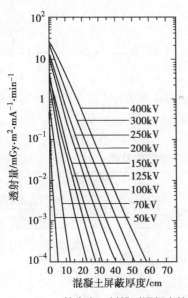
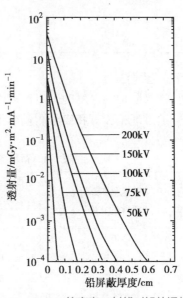

图9-1 50~400kV的宽束X射线对混凝土的透射曲线　图9-2 50~200kV的宽束X射线对铅的透射曲线

【例1】 一台工作电压为200kV的X射线机,管电流30mA,每周工作5天,每天工作4小时,参考点与源的距离为3m,试计算初级防护屏混凝土屏蔽墙厚度是多少?若用铅,厚度又是多少?(设T=1,U=1/4)。

解:$W=It=30×4×5×60\text{mA}\cdot\text{min}\cdot\text{W}^{-1}=36000\text{mA}\cdot\text{min}\cdot\text{W}^{-1}$

$WUT=36000×1/4×1\text{mA}\cdot\text{min}\cdot\text{W}^{-1}=9000\text{mA}\cdot\text{min}\cdot\text{W}^{-1}$

若取3/10周剂量限值作为屏蔽计算时的控制水平,则:

$$P=0.3\text{mSv}\cdot\text{W}^{-1}$$

由式(9-2)有:

$$B=\frac{Pd^2}{WUT}=\frac{0.3×3^2}{9000}\text{mSv}\cdot\text{m}^2\cdot\text{mA}^{-1}\cdot\text{min}^{-1}=3×10^{-4}\text{mSv}\cdot\text{m}^2\cdot\text{mA}^{-1}\cdot\text{min}^{-1}$$

由图9-1查得混凝土的厚度为35cm,由图9-2查得铅的厚度为0.52cm。

若考虑2倍安全系数,可分别加上一个半价层厚度。从表9-3中查得200kV时混凝土和铅的半价层厚度分别为2.6cm和0.042cm,则实际所需混凝土厚度为:35cm+2.6cm=37.6cm;铅的厚度为:0.52cm+0.042cm=0.562cm。

表9-3 不同管电压下铅和混凝土的半价层(cm)

| 管电压(kV) | 铅的半价层 | 混凝土的半价层 |
|---|---|---|
| 50 | 0.005 | 0.4 |
| 70 | — | 1.0 |
| 75 | 0.015 | — |
| 100 | 0.025 | 1.6 |
| 125 | | 1.9 |
| 150 | 0.029 | 2.2 |
| 200 | 0.042 | 2.6 |
| 250 | 0.086 | 2.8 |
| 300 | 0.17 | 3.0 |
| 400 | 0.25 | 3.0 |
| 500 | 0.31 | 3.6 |

## (二)查表法

初、次级防护屏厚度的确定也可用查表法得到。表9-4和表9-5是在符合周剂量限值的前提下,通过理论计算和实际测量得到的铅和混凝土的初、次级防护厚度。

表9-4 有用射线在周剂量限值以下的防护厚度

| 管电压(kV) | 有效工作负荷(mA·min·W⁻¹) | 与源相距下列距离时所需铅厚度(cm) | | | | 与源相距下列距离时所需混凝土厚度(cm) | | | |
|---|---|---|---|---|---|---|---|---|---|
| | | 1m | 2m | 4m | 8m | 1m | 2m | 4m | 8m |
| 50 | 500 | 0.04 | 0.03 | 0.02 | 0.01 | 3.4 | 2.5 | 1.6 | 0.9 |
| | 125 | 0.03 | 0.02 | 0.01 | 0.01 | 2.5 | 1.6 | 0.9 | 0.4 |
| | 30 | 0.02 | 0.01 | 0.01 | - | 1.6 | 0.9 | 0.4 | - |
| | 8 | 0.01 | 0.01 | - | - | 0.9 | 0.4 | - | - |

续表

| 管电压（kV） | 有效工作负荷（mA·min·W⁻¹） | 与源相距下列距离时所需铅厚度（cm） | | | | 与源相距下列距离时所需混凝土厚度（cm） | | | |
|---|---|---|---|---|---|---|---|---|---|
| | | 1m | 2m | 4m | 8m | 1m | 2m | 4m | 8m |
| 75 | 500 | 0.10 | 0.08 | 0.05 | 0.03 | 9.7 | 7.4 | 5.0 | 3.0 |
| | 125 | 0.08 | 0.05 | 0.03 | 0.02 | 7.4 | 5.0 | 3.0 | 1.2 |
| | 30 | 0.05 | 0.03 | 0.02 | - | 5.0 | 3.0 | 1.2 | - |
| | 8 | 0.03 | 0.02 | - | - | 3.0 | 1.2 | - | - |
| 100 | 1000 | 0.24 | 0.19 | 0.14 | 0.09 | 17.0 | 13.6 | 10.4 | 7.1 |
| | 250 | 0.19 | 0.14 | 0.09 | 0.05 | 13.6 | 10.4 | 7.1 | 4.1 |
| | 60 | 0.14 | 0.09 | 0.05 | 0.03 | 10.4 | 7.1 | 4.1 | 1.5 |
| | 16 | 0.09 | 0.05 | 0.03 | - | 7.1 | 4.1 | 1.5 | - |
| 150 | 1000 | 0.30 | 0.25 | 0.19 | 0.14 | 25.5 | 21.1 | 16.8 | 12.3 |
| | 250 | 0.25 | 0.19 | 0.14 | 0.09 | 21.1 | 16.8 | 12.3 | 8.0 |
| | 60 | 0.19 | 0.14 | 0.09 | 0.05 | 16.8 | 12.3 | 8.0 | 4.0 |
| | 16 | 0.14 | 0.09 | 0.05 | 0.02 | 12.3 | 8.0 | 4.0 | 0.8 |
| 200 | 40000 | 0.66 | 0.58 | 0.51 | 0.43 | 46.3 | 41.0 | 35.9 | 30.6 |
| | 10000 | 0.58 | 0.51 | 0.43 | 0.35 | 41.0 | 35.9 | 30.6 | 25.4 |
| | 2500 | 0.51 | 0.43 | 0.35 | 0.28 | 35.5 | 30.6 | 25.4 | 20.1 |
| | 625 | 0.43 | 0.35 | 0.28 | 0.20 | 30.6 | 25.4 | 20.1 | 15.0 |
| 250 | 4000 | 1.26 | 1.09 | 0.91 | 0.74 | 51.8 | 46.5 | 41.0 | 35.4 |
| | 1000 | 1.09 | 0.91 | 0.74 | 0.59 | 46.5 | 41.0 | 35.4 | 29.8 |
| | 2500 | 0.91 | 0.74 | 0.59 | 0.44 | 41.0 | 35.4 | 29.8 | 24.1 |
| | 625 | 0.74 | 0.59 | 0.44 | 0.31 | 35.4 | 29.8 | 24.1 | 18.6 |

*未考虑空气造成的衰减

表9-5 散漏射线在周剂量限值以下的防护厚度*

| 管电压（kV） | 有效工作负荷（mA·min·W⁻¹） | 与源相距下列距离时所需铅厚度（cm） | | | | 与源相距下列距离时所需混凝土厚度（cm） | | | |
|---|---|---|---|---|---|---|---|---|---|
| | | 1m | 2m | 4m | 8m | 1m | 2m | 4m | 8m |
| 50 | 500 | 0.02 | 0.01 | 0 | 0 | 1.0 | 0.3 | 0 | 0 |
| | 125 | 0.01 | 0 | 0 | 0 | 0.3 | 0 | 0 | 0 |
| 75 | 500 | 0.06 | 0.02 | 0.01 | 0 | 3.1 | 1.1 | 0.1 | 0 |
| | 125 | 0.02 | 0.01 | 0 | 0 | 1.1 | 0.1 | 0 | 0 |
| | 30 | 0.01 | 0 | 0 | 0 | 0.1 | 0 | 0 | 0 |
| 100 | 1000 | 0.08 | 0.04 | 0.02 | 0 | 5.5 | 2.7 | 0.3 | 0 |
| | 250 | 0.04 | 0.02 | 0 | 0 | 2.7 | 0.3 | 0 | 0 |
| | 60 | 0.02 | 0 | 0 | 0 | 0.3 | 0 | 0 | 0 |
| 150 | 1000 | 0.11 | 0.06 | 0.03 | 0 | 8.9 | 4.9 | 1.3 | 0 |
| | 250 | 0.06 | 0.03 | 0 | 0 | 4.9 | 1.3 | 0 | 0 |
| | 60 | 0.03 | 0 | 0 | 0 | 1.3 | 0 | 0 | 0 |

续表

| 管电压<br>（kV） | 有效工作负荷<br>（mA·min·W⁻¹） | 与源相距下列距离时<br>所需铅厚度（cm） | | | | 与源相距下列距离时<br>所需混凝土厚度（cm） | | | |
| --- | --- | --- | --- | --- | --- | --- | --- | --- | --- |
| | | 1m | 2m | 4m | 8m | 1m | 2m | 4m | 8m |
| 200 | 40000 | 0.40 | 0.32 | 0.24 | 0.16 | 26.9 | 21.6 | 16.4 | 11.3 |
| | 10000 | 0.32 | 0.24 | 0.16 | 0.09 | 21.9 | 16.4 | 11.3 | 6.4 |
| | 2500 | 0.24 | 0.16 | 0.09 | 0.04 | 16.4 | 11.3 | 6.4 | 2.0 |
| | 625 | 0.16 | 0.09 | 0.04 | 0 | 11.3 | 6.4 | 2.0 | 0 |
| 250 | 40000 | 0.78 | 0.61 | 0.45 | 0.28 | 30.6 | 25.1 | 19.4 | 13.9 |
| | 10000 | 0.61 | 0.45 | 0.28 | 0.14 | 25.1 | 19.4 | 13.9 | 8.5 |
| | 2500 | 0.45 | 0.28 | 0.14 | 0.05 | 19.4 | 13.9 | 8.5 | 3.4 |
| | 625 | 0.28 | 0.14 | 0.05 | 0 | 13.9 | 8.5 | 3.4 | 0 |

*计算本表考虑的典型条件是：X射线管焦点到散射体的距离50cm；90°方向散射；有用射线入射到散射体的照射量率与散射到1m处的照射量率之比是0.1%；50～150kV时，距焦点1m处的漏射线为1mGy·h⁻¹，在200～400kV时为10mGy·h⁻¹；未考虑空气造成的衰减

【例2】 有一台200mAX射线机，最高管电压为150kV，平均周工作量是1000mA·min·W⁻¹，焦点到防护墙的距离为2m，求初级和次级混凝土防护墙的厚度各是多少？

解：若利用因子U和居留因子T均取1，则有效工作负荷：

$$WUT=1000×1×1mA·min·W^{-1}=1000mA·min·W^{-1}$$

从表9-4和表9-5中分别查得初级、次级混凝土防护墙的厚度是21.1cm和4.9cm。

**本章小结**

1. 外照射防护的基本方法 外照射防护有三种基本方法：时间防护、距离防护和屏蔽防护。时间防护就是要求在给受检者实施射线检查时，应在各个环节尽量缩短照射时间；由于射线对于距离按平方反比法则进行衰减，因此一切人员尽量远离射线是一种有效的防护方法；物质可以吸收射线，根据需要采用不同的屏蔽材料进行防护为屏蔽防护。

2. 屏蔽材料 对于屏蔽射线的材料的选择应从材料的防护性能、结构性能、稳定性能和经济成本等方面进行综合考虑。防护性能好的材料应该是铅当量高，产生的散射线少。

3. 屏蔽厚度的确定方法 在确定屏蔽厚度时，应考虑以下几方面因素：遵循防护最优化和剂量控制原则；屏蔽用途和距离；不同材料的不同防护性能；X射线机的周工作负荷；职业性照射人员和非职业人员在控制区外的逗留时间，即居留因子；辐射束朝向所关心方向的时间，即利用因子。

对X射线的初级防护屏蔽厚度可首先用（式9-2）计算，得出最大允许透射量，再通过查图9-1或图9-2得出混凝土屏蔽或铅屏蔽的厚度。

对X射线的初级和次级防护屏蔽厚度也可通过查表9-4和表9-5得到。

（张承刚）

目标测试

### 一、名词解释

1. 铅当量
2. 工作负荷

### 二、填空题

1. 外照射防护的基本方法有_____、_____和_____。

2. 时间防护是指在不影响工作质量的前提下,尽量缩短人员受照射的_____;距离防护指在不影响工作质量的前提下,尽量延长_____的距离;屏蔽防护是指在放射源和人员之间,置能有效吸收放射线的_____。

### 三、选择题

1. 铅作为屏蔽防护材料,其特点错误的是

　　A. 耐腐蚀　　　　　　　B. 强衰减　　　　　　　C. 不易损坏

　　D. 有化学毒性　　　　　E. 价格便宜

2. 在X线防护的特殊需要中,铅橡皮可制成

　　A. 铅橡胶手套　　　　　B. 铅橡胶围裙　　　　　C. 铅橡胶活动挂帘

　　D. 个人防护用品　　　　E. 以上都是

3. 铅玻璃保持了玻璃的透明特性,可用做

　　A. 铅眼镜　　　　　　　　　　　B. 观察窗

　　C. X线机透视荧光屏上的防护　　D. 以上都是

　　E. 以上都不是

4. 在选择屏蔽防护材料时,要充分考虑

　　A. 防护性能　　　　　　B. 结构性能　　　　　　C. 稳定性能

　　D. 经济成本　　　　　　E. 以上都是

5. 在医用诊断X线能量范围内,一砖厚(24cm)实心砖墙约有的铅当量是

　　A. 1mm　　　　　　　　B. 2mm　　　　　　　　C. 3mm

　　D. 1.5mm　　　　　　　E. 0.5mm

### 四、问答题

1. 选择屏蔽防护材料应从几个方面考虑?衡量屏蔽防护材料的防护性能好与不好的标准是什么?

2. 常用屏蔽X或γ射线的材料有哪些?它们各自的主要用途是什么?

# 第十章 医用放射线的防护

## 第一节 医用诊断X线的防护

### 一、放射防护设施

医用诊断X射线工作场所的放射防护设施，包括X射线机房的屏蔽防护设施、防护用品、通风和工作信号装置等，有关法规和标准作出了明确规定。本节将介绍我国现行的《医用X射线诊断放射防护要求》(GBZ130-2002、GBZ130-2013)中的一些内容。

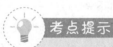

考点提示

医用诊断X射线机房的防护

#### （一）X射线机房的防护

1. 防护设计原则　对X射线机房的防护设计，必须遵循放射防护最优化的原则，即采用合理的布局，适当的防护厚度，使工作人员、受检者以及毗邻房间和上下楼层房间内的工作人员与公众成员的受照射剂量保持在国家规定的剂量限值以下。

2. 机房的位置　医用诊断X射线机机房的设置必须考虑邻室及周围场所的防护与安全，一般可设在建筑物底层的一端。

3. 机房的面积　机房应有足够的使用面积。新建X射线机房，单管头200mA X射线机房内最小有效使用面积24m²，双管头或多管头X射线机房内最小有效使用面积36m²。单管头X射线机房机房内最小单边长度3.5m，双管头或多关头X射线机房机房内最小单边长度4.5m。牙科X射线机应有单独机房。

4. 机房的防护厚度　X射线机房的防护厚度，应保证在所预计的每周最大工作负荷条件下，使其周期区域内的人员的受照剂量，不超过其相应的当量剂量限值。

《医用X射线诊断卫生防护标准》(GBZ130-2013)中规定，标称125kV以上的摄影机房，有用线束朝向的墙壁应有3mm铅当量的防护厚度，非有用线束朝向的墙壁（其他侧墙壁）

应有 2mm 铅当量的防护厚度。透视机房的各侧墙壁应有 1mm 铅当量的防护厚度。

设于多层建筑中的机房,天棚、地板应视为相应侧墙壁考虑,充分注意上下邻室的安全。

5. 机房的门、窗 应合理设置机房的门、窗和管线口位置,机房的门和窗应有其所在墙壁相同铅当量的防护厚度。设于多层建筑中的机房(不含顶层)顶棚、地板(不含下方无建筑物的)应满足相应照射方向的屏蔽厚度要求。并有其所在墙壁相同铅当量的防护厚度。

6. 机房的整体布局 机房内布局要合理,应避免有用线束直接照射门、窗和管线口位置,不得堆放与诊断工作无关的杂物,机房应设置动力排风装置,并保持良好的通风。

7. 机房应设有观察窗或摄像监控装置,其设置的位置应便于观察到患者和受检者状态。

8. 警示标志 机房门外应有电离辐射警告标志(图10-1)、(图10-2)、放射防护注意事项、醒目的工作状态指示灯,灯箱处应设警示语句;机房门应有闭门装置,且工作状态指示灯和与机房相通的门能有效联动。

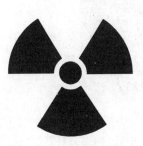

图 10-1 电离辐射标志

当心电离辐射

图 10-2 电离辐射警告标志

9. 受检者的候诊位置 受检者不应在机房内候诊;非特殊情况,检查过程中陪检者不应滞留在机房内。

10. 机房内防护用品与辅助防护设施 每台 X 射线设备根据工作内容,现场应配备不少于基本种类要求的工作人员、患者和受检者防护用品与辅助防护设施,其数量应满足开展工作需要,对陪检者应至少配备铅防护衣。

### (二)个人防护用品和辅助防护设施

每台 X 射线机现场应配备不少于基本要求的工作人员、患者和受检者防护用品与辅助防护设施,其数量应满足开展工作需要,对陪检者应至少配备铅防护衣;防护用品和辅助防护设施的铅当量应不低于 0.25mm;应为不同年龄儿童的不同检查,配备有保护相应组织和器官的防护用品,防护用品和辅助防护设施的铅当量应不低于 0.5mm 铅当量。

1. 透视用屏蔽防护 进行普通荧光透视的医学影像科,可选择各种防护屏、防护室。

2. 摄影用屏蔽防护 某些基层医疗单位。限于条件,仍在机房内操作,可采用下列达到 0.5mm 铅当量的屏蔽防护措施:

(1)防护屏:有单联和三联两种,可根据实际情况选择。

(2)摄影防护室:可放置在 X 射线机房内的任意位置。正面上部装有铅玻璃观察窗和对话孔,适用于在一间 X 射线机房内实施隔室拍片(包括牙科拍片)。

考点提示

个人防护用品和辅助防护设施

3. 工作人员防护用品（图 10-3）  从事非隔室荧光透视、骨科复位、床边摄影、各类介入放射学操作的放射工作人员，必须在机房内或曝光现场操作者，均需选择 0.25mm 铅当量的个人防护用品。

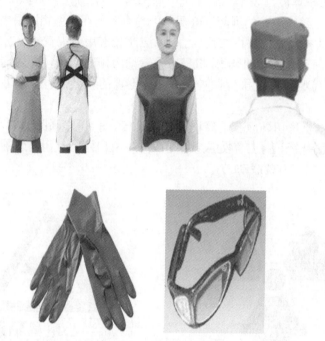

图 10-3  工作人员防护用品

（1）防护帽：防护头部。

（2）铅眼镜：保护眼晶体。

（3）防护颈套：保护甲状腺。

（4）防护手套：保护双手。

（5）各种防护围裙：屏蔽胸部、腹部和性腺。

（6）各种防护衣：屏蔽整个躯干、性腺及四肢的近躯干端。

4. 受检者的防护用品（图 10-4）  各 X 射线机房内应注意配备专门供受检者使用的各种辅助防护用品，以及固定特殊受检者体位的各种设备。在进行 X 射线透视或拍片时，用 0.3～0.5mm 铅当量的铅橡胶制品，直接遮蔽受检者的非检查部位，称为接触屏蔽，常用的有防护帽、甲状腺防护颈套、性腺防护三角巾、防护围裙等。

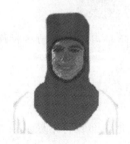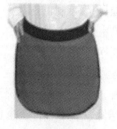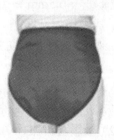

图 10-4  受检者防护用品

## 二、防护操作

《医用X射线诊断卫生防护标准》(GBZ130-2013)安全操作要求

**（一）医用X射线诊断防护安全操作一般要求**

1. 放射工作人员应熟练掌握业务技术,接受放射防护和有关法律知识培训,满足放射工作人员岗位要求。

2. 根据不同检查类型和需要,选择使用合适的设备、照射条件、照射野以及相应的防护用品。

3. 合理选择各种操作参数,在满足医疗诊断的条件下,应确保在达到预期诊断目标时,患者和受检者所受到的照射剂量最低。

4. 尽量不使用普通荧光屏透视,使用中应避免卧位透视;健康体检不得使用直接荧光屏透视。

5. X射线机曝光时,应关闭与机房相通的门。

6. 所有放射工作人员应接受个人剂量监测。

7. 对示教病例不应随意增加曝光时间和曝光次数。

8. 不应用加大摄影曝光条件的方法,提高胶片已过期或疲乏套药的显影效果。

**（二）透视检查用X射线设备防护安全操作要求**

1. 应尽量避免使用普通荧光屏透视检查,采用普通荧光屏透视的工作人员在透视前应做好充分的暗适应。

2. 进行消化道造影检查时,要严格控制照射条件和避免重复照射,对工作人员、患者和受检者都应采取有效的防护措施。

**（三）摄影检查用X射线设备防护安全操作要求**

1. 应根据使用的不同X射线管电压更换附加滤过板。

2. 应严格按所需的投照部位调节照射野,使有用线束限制在临床实际需要的范围内并与成像器件相匹配。

3. 应合理选择胶片以及胶片与增感屏的组合,并重视暗室操作技术的质量保证。

4. 应定期对IP板进行维护保养。

5. 工作人员应在有屏蔽等防护设施的室（区）等防护设施内进行曝光操作,并应通过观察窗等密切观察受检者状态。

**（四）牙科摄影用X射线设备防护安全操作要求**

1. 口腔底片应固定于适当位置,否则应由受检者自行扶持。

2. 确需进行X射线检查且固定设备无法实施时才能使用移动设备;曝光时,工作人员躯干部位应避开主射线方向并距焦点1.5m以上。

**（五）乳腺摄影X射线设备防护安全操作要求**

1. 应做好患者和受检者甲状腺部位的防护。

2. 根据乳房类型和压迫厚度选择合适靶/滤过材料组合,宜使用摄影机的自动曝光控制功能,获得稳定采集效果,达到防护最优化要求。

**（六）移动式和携带式X射线设备防护安全操作要求**

1. 在无法使用固定设备且确需进行X射线检查时才允许使用移动设备。

2. 使用移动式设备在病房内做X射线检查时,应对毗邻床位（2m范围内）患者采取防护措施,不应将有用线束朝向其他患者。

3. 曝光时,工作人员应做好自身防护,合理选择站立位置,并保证曝光时能观察到患者和受检者的姿态。

4. 移动式和携带式 X 射线设备不应作为常规检查用设备。

**(七)介入放射学和近台同室操作(非普通荧光屏透视)用 X 射线设备防护安全操作要求**

1. 介入放射学用 X 射线设备应具有可准确记录受检者受照剂量的装置,并尽可能将每次诊疗后患者受照剂量记录在病历中。

2. 借助 X 射线透视进行骨科整复、取异物等诊疗活动时,不应连续曝光,并应尽可能缩短累计曝光时间。

3. 除存在临床不可接受的情况外,图像采集时工作人员应尽量不在机房内停留。

### 三、妇女 X 射线检查的防护

**(一)检查原则**

1. 为保障育龄妇女、孕妇及其后代的健康和安全,应合理降低受检者的剂量,避免不必要照射和重复检查。

2. 严格限制对育龄妇女进行 X 线射线检查,如 X 射线透环、乳腺 X 射线摄影等,以降低集体剂量。严格控制对孕妇进行腹部 X 射线检查,以减少胚胎、胎儿的受照射危害。

3. 对育龄妇女、孕妇必须优先考虑选用非 X 射线的检查方法。根据临床指征确实认为 X 射线检查是合适的检查方法时方可实施,并尽量采用 X 射线摄影代替 X 射线透视检查。

4. 对有计划生育的育龄妇女进行腹部或骨盆部位的 X 射线检查时,应问明是否怀孕,了解月经情况,严格使检查限制在月经来潮后十天内进行。对月经过期妇女,除有证据表明没有怀孕以外,均应当作孕妇看待。

5. 妇女妊娠早期,特别是在妊娠 8～15 周时,原则上不进行 X 射线骨盆测量检查。如确实需要也应限制在妊娠末 3 个月进行,并严格控制。

6. 孕妇分娩前不应进行常规的胸部 X 射线检查。

**(二)防护措施**

医学影像科工作人员接到育龄妇女、孕妇的 X 射线检查申请单时,应进行核查,如确认没有必要做 X 射线检查,有权退回 X 射线检查申请单。在确认可实施 X 射线检查后,应做到:

1. 制订出最佳 X 射线检查方案,选择最佳的摄影条件组合,以减少受检者受照射剂量。

2. 根据诊断需要,严格进行射线束的准直,限制照射野范围,并对非受检部位(特别是孕妇的下腹部)采取有效的屏蔽防护,以减少不必要的照射。

3. 透视前做好充分的暗适应,以缩短曝光时间,在不影响诊断的前提下,选用高电压、低电流、厚滤过、小照射野的透视条件。

4. 检查时,应使受检者采取正片的体位,以减少眼睛、甲状腺、乳腺、卵巢等放射敏感器官的受照。

5. 尽量采用先进的技术和设备,如影像增强器、稀土增感屏和与其匹配的 X 射线胶片。

6. 做好 X 射线检查的质量保证工作,避免不必要的重复照射。

**(三)特别 X 射线检查**

1. 宫内节育环的 X 射线检查

（1）应首先进行妇科、超声波检查，在上述检查不能确诊时，方可进行 X 射线检查，应避免无临床指征的 X 射线检查。

（2）对节育器的 X 射线透视（简称透环）检查，应逐渐过渡为腹部 X 射线平片检查，并采用屏蔽物将照射野限定在盆腔部位。

（3）严格限制对带环妇女进行 X 射线透视检查的频率，在带环后第一年不得超过两次，以后每 1～2 年不得超过一次。

（4）在 X 射线透环检查时，禁止育龄妇女在 X 射线机房内排队等候检查。

2. 乳腺 X 射线检查

（1）避免对无临床症状的妇女进行乳腺 X 射线健康检查，对 50 岁以下妇女除有乳腺癌个人史、家族史或其他高危险因子适应证，不宜做定期乳腺 X 射线普查。

（2）严格掌握乳腺 X 射线检查的适应证，避免对无临床症状的育龄妇女（特别是 20 岁以下妇女）进行乳腺 X 射线健康检查。

（3）妇女怀孕期间不宜进行 X 射线检查。

（4）应避免对乳腺进行重复 X 射线检查。

（5）乳腺检查时应注意对育龄妇女眼睛和甲状腺的防护。

（6）不应使用一般医用诊断 X 射线机进行乳腺 X 射线检查，应使用专用软 X 射线装置，如钼靶 X 射线机等，并配合先进技术和稀土增感屏，使一次检查乳腺中心部位的最大当量剂量不高于 10mSv。

3. 子宫输卵管造影

（1）严格掌握子宫输卵管造影检查的适应证，减少不必要的照射。

（2）该项检查要限制在月经期后 5～10 天内进行。

（3）在子宫输卵管造影检查后 3 个月内应避免妊娠。

## 四、儿童 X 射线检查的防护

临床医师应严格掌握儿童 X 射线诊断适应证，应优先考虑采用非电离辐射检查法方法，确有正当理由方可申请 X 射线检查。对儿童施行 X 射线诊断时，必须注意到儿童对射线敏感、其身躯较小又不易控制体位等特点，采取相应有效防护措施。儿童 X 施行群检必须加以控制。

### （一）X 射线诊断设备、防护设备及防护用品的要求

1. 透视用 X 射线机必须配备影像增强器、限时装置及影像亮度自动控制系统；摄影用 X 射线机必须具备能调节有用线束矩形照射野并带光野指示的装置；X 射线机应配备供不同检查类型、不同年龄儿童使用的固定体位的辅助设备。

2. X 射线机房必须具备为候诊儿童提供可靠防护的设施；专供儿童 X 射线检查用机房内要合理布局，并按儿童喜欢的形式装修，以减少儿童的恐惧心理。

3. 为不同年龄的儿童配备各种不小于 0.5mm 铅当量的个人防护用品。

### （二）防护措施

X 射线工作者应仔细审查儿童 X 射线申请是否合理，有权拒绝没有正当理由的 X 射线检查。在实施 X 射线检查时应做到：

1. 除临床必需的 X 射线透视检查外，应对儿童采用 X 摄影检查。

2. 透视前必须做好充分的暗适应，并应采用小照射野透视。

3. 摄影时采用短时间曝光的摄影技术。

4. 对婴幼儿进行 X 射线摄影时，一般不适用滤线栅。

5. 注意非检查部位的防护，特别加强对性腺及眼晶体的屏蔽防护。

6. 使用移动式设备在病房或婴儿室内做 X 射线检查时，必须采取防护措施减少周围儿童的照射，不允许将有用线束朝向其他儿童。

7. 未经特殊允许不得用儿童做 X 射线检查的示教和研究病例。

8. 对儿童进行 X 射线检查时，应使用固定儿童体位的设备。除非特殊病例，不应由工作人员或陪伴者扶持儿童。必须扶持时应对扶持者采取防护措施。

# 第二节  医用治疗 X 射线的防护

## 一、医用 X 射线治疗机的防护

《医用 X 射线治疗机卫生防护标准》(GBZ131-2002)中规定了管电压为 10kV～1MV 的医用 X 射线治疗机的防护标准。

### (一)治疗室的防护要求

1. 治疗室的设置必须充分考虑周围地区与人员的安全，一般可以设在建筑物的底层的一端。50kV 以上的治疗机的治疗室必须与控制室分开。治疗室一般应不小于 24m²。室内不得放置与治疗无关的杂物。

2. 治疗室有用线束照射方向的墙壁按主射线屏蔽要求设计，其余方向的建筑物按漏射线及散射线屏蔽要求设计。

3. 治疗室必须有观察治疗的设备(如工业电视或观察窗)。观察窗应设置在非有用线束方向的墙上，并具有同侧墙的屏蔽效果。

4. 治疗室内的适宜位置，应装设供紧急情况使用的强制中止辐照的设备。

5. 治疗室门的设置应避开有用线束的照射。无迷路的治疗室门必须与同侧墙具有等同的屏蔽效果。

6. 治疗室内门旁应有可供应急开启治疗室门的部件。

7. 治疗室门必须安装规定的门机联锁设备，门外近处应有醒目的照射状态指示灯和电离辐射警告标志。

8. 治疗室要保持良好的通风。电缆、管道等穿过治疗室墙面的孔道应避开有用线束及人员经常驻留的控制台，并采用弧状孔、曲路或地沟。

### (二)实施放射治疗的防护要求

1. 放射治疗的正当性要求  放射治疗必须建立处方管理制度，只有具有资格的处方医师才可申请 X 射线治疗。处方医师必须根据患者状况进行 X 射线治疗的正当性分析和判断，避免不正当的 X 射线治疗。

2. 优化治疗计划

(1) 在对计划照射的靶体施以所需要的剂量的同时，应使正常组织在放射治疗期间所受到的照射保持在可合理达到的尽量低的水平。

(2) 优化治疗计划应当包括：分析患者已进行的放射与非放射治疗；按照病灶条件拟定单照射野或叠加照射野及每个照射野给予病灶组织的剂量；治疗照射条件的选取，采取屏

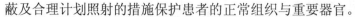

蔽及合理计划照射的措施保护患者的正常组织与重要器官。

（3）防护安全操作要求

1）操作者必须熟练掌握并严格执行操作规程。重要的安全操作内容必须在治疗机控制室醒目悬挂。

2）放射治疗操作者必须佩戴个人剂量计。治疗过程中，操作者必须始终监视着控制台和患者，并及时排除意外情况。

3）操作者不得擅自拆除辐射安全与联锁设备。当维修需要时，必须经过负责人员同意，并在控制台醒目告示治疗机正在维修。维修后及时恢复安全与联锁设备，检验其控制功能是否正常，并经负责人员确认后才可进行放射治疗照射。

4）50kV 以上治疗机照射时，除患者外，治疗室内不应有其他人员滞留。

5）使用 50kV 以下手持治疗机时，操作者必须穿戴防护手套和不小于 0.25mm 铅当量的围裙，并尽可能远离治疗机的 X 射线管组件。

## 二、医用电子加速器的防护

《医用电子加速器卫生防护标准》（GBZ126－2002）中规定了能量在 50MeV 以下的加速器防护标准。

### （一）治疗室防护要求

1. 治疗室选址和建筑设计必须符合相应的放射卫生防护法规和标准要求，保障周围环境安全。

2. 有用线束直接投照的防护墙（包括天棚）按初级辐射屏蔽要求设计，其余按次级辐射屏蔽要求设计。

3. 穿越防护墙的导线、导管等不得影响其屏蔽防护效果。

4. X 射线标称能量超过 10MeV 的加速器，屏蔽设计应考虑中子辐射防护。

5. 治疗室和控制室之间必须安装监视和对讲设备。

6. 治疗室应有足够的使用面积。

7. 治疗室入口处必须设置防护门和迷路，防护门必须与加速器联锁。

8. 治疗室外醒目处必须安装辐照指示灯及辐射危险标志。

9. 治疗室通风换气次数应达到每小时 3～4 次。

### （二）安全操作要求

1. 加速器使用单位必须配备工作剂量仪、水箱等剂量测量设备，并应配备扫描仪、模拟定位机等放射治疗质量保证设备。

2. 使用单位必须有合格的放射治疗医生、物理人员及操作技术人员；操作技术人员必须经过放射卫生防护和加速器专业知识的职业卫生培训，并经过考核合格方可上岗。

3. 操作人员必须遵守各项操作规程，认真检查安全联锁，禁止任意去除安全联锁，严禁在去除可能导致人员伤亡的安全联锁情况下开机。

4 辐照期间，必须有两名操作人员值班，认真做好当班记录，严格执行交接班制度。

5. 严禁操作人员擅自离开岗位，必须密切注视控制台仪表及患者状况，发现异常及时处理。

6. 辐照期间，除接受治疗的患者外，治疗室内不得有其他人员。

在照射过程，必须采取措施保持患者治疗体位不变。对儿童患者，可使用体位固定装置或适当使用镇静剂或麻醉剂。

7. 必须防止各类事故，万一发生意外，立即停止辐射，及时将患者移出辐射野，并注意保护现场，以便正确估计患者受照剂量，作出合理评价。

 **本章小结**

1. 医用诊断 X 射线的防护，放射防护设施包括：X 射线机房的防护，个人防护用品和辅助防护设施，各种临床应用 X 射线机的防护安全操作。

2. 在 X 射线检查中应正确进行防护操作，对妇女、儿童的 X 射线检查应注意特别时期、特别部位的防护。

3. 医用治疗放射线的防护在实施放射线治疗时，应遵循防护原则，进行正当的安全操作。

（魏海港）

 **目标测试**

**一、填空题**

1. 医用诊断 X 射线机机房一般可设在_____。

2. 新建 X 射线机房，单管头 200mAX 射线机房面积应不小于_____，双管头的应不小于_____，牙科 X 射线机应有_____。

3. 机房的门、窗必须有其_____相同的防护厚度。

4. X 射线机摄影操作台应安置在具有_____防护厚度的防护设施内。

5. 在不影响获得诊断信息的前提下，一般才用_____、_____、_____和_____进行工作。

6. 使用移动式和携带式 X 射线机摄影时，X 射线工作者在注意自身防护的同时，还应注意_____的安全。

7. 在摄影中应对受检者_____部位进行屏蔽防护，特别是_____、_____、_____及_____等辐射敏感器官的防护。

8. 对婴儿进行 X 射线摄影时，一般不使用_____。

9. 机房门外要有_____警示标志，并安设醒目的_____。

**二、选择题**

1. X 射线机房的防护机房的要求是
   A. 单管头 X 射线机房内最小有效使用面积 10m²
   B. 双管头射线机房内最小有效使用面积 20m²
   C. 单管头 X 射线机房内最小单边长度 2.5m
   D. 双管头 X 射线机房内最小单边长度 4.5m

2. 《医用 X 射线诊断卫生防护标准》规定机房墙壁的防护厚度是
   A. 摄影机房有用线束朝向的墙壁应有 2mm 铅当量的防护厚度
   B. 摄影机房非有用线束朝向的墙壁应有 2mm 铅当量的防护厚度
   C. 摄影机房上下室的墙壁应有 3mm 铅当量的防护厚度

D. 透视机房的各侧墙壁应有2mm铅当量的防护厚度

3. 关于工作人员防护用品下列错误的是

    A. 防护帽：防护头部

    B. 防护口罩：防护口鼻

    C. 铅眼镜：保护眼晶体

    D. 防护颈套：保护甲状腺

4. 妇女X线检查防护检查原则不正确是

    A. 为保障育龄妇女、孕妇及后代的健康和安全，应合理降低受检者的剂量

    B. 严格限制对育龄妇女进行X线射线检查

    C. 对育龄妇女、孕妇必须优先考虑选用非X射线的检查方法

    D. 妇女妊娠早期，X射线骨盆测量检查原则是应在妊娠3个月后进行

5. 儿童X射线检查的防护下列说法错误的是

    A. 摄影用X射线机必须具备能调节有用线束矩形照射野并带光野指示的装置

    B. X射线机应配备供不同检查类型、不同年龄儿童使用的固定体位的辅助设备

    C. X射线机房必须具备为候诊儿童提供可靠防护的设施

    D. 为不同年龄的儿童配备各种不小于1.0mm铅当量的个人防护用品

### 三、判断题

1. X射线机房的面积越大越好。

2. 摄影用X射线机房的墙壁厚度均应达到2mm铅当量。

3. 透视用X射线机房的墙壁厚度均应达到1mm铅当量。

4. X射线机房内可堆放少量与诊断工作无关的杂物。

5. X射线机房要保持通风良好。

6. 摄影时，除受检者和必要的携扶者外，其他人员不应留在机房内。

7. 孕妇一般不宜做X射线检查。

### 四、问答题

1. 对于X射线机房的防护有哪些要求？

2. 工作人员和受检者有哪些防护用品？如何使用？

3. 如何进行X射线检查的防护操作？

4. X射线治疗室的防护要求有哪些？如何进行防护操作？

5. 医用电子加速器治疗室的防护要求有哪些？如何进行防护操作？

# 第十一章　放射防护管理

 **学习目标**

1. 掌握：放射性工作申请许可证制度的基本要求。
2. 熟悉：放射防护管理的基本内容。
3. 了解：放射防护管理机构的基本职能。

## 第一节　防护管理机构

凡使用医用射线装置的单位，应根据装置的数量和复杂程度，建立防护安全机构或任命专（兼）职防护安全员，职责如下：

1. 根据有关防护法规与标准，结合本单位的实际情况，制定实施细则与规章制度，并监督执行。

2. 负责对放射工作人员进行有关放射防护安全方面的教育和训练。

3. 负责制定放射诊断与放射治疗的质量保证程序，并协助单位负责人组织实施。

4. 检查放射安全设施，监测放射水平，控制放射危害，将必要情况通知操作人员。对异常情况及时报告本单位主管部门。

5. 向本单位主管部门定期报告监测结果，并提出放射安全评价和改进意见。

6. 参与放射事故的调查和处理。

7. 由于放射安全方面的原因，放射防护安全人员有权停止射线装置的运行。

8. 接受放射防护监测、监测部门的指导和检查，提供有关资料，反映防护情况，配合进行防护监测监督。

防护安全人员应由一定资格的专业人员担任或兼任。如医用加速器应由工程师或主管技师级职称专业人员担任；放射诊断与X线治疗由技士及以上职称的人员担任，并需经过放射卫生防护知识的专门培训，经放射防护机构考核合格。

## 第二节　申请许可证制度

为实施国务院《放射性同位素与射线装置安全和防护条例》规定的辐射安全许可制度，国家环境保护总局特制定《放射性同位素与射线装置安全许可管理办法》。在此管理办法中规定，生产、销售和使用放射性同位素与射线装置的单位必须申请领取许可证，并对申请领取许可证的单位应具备的条件及申请领取许可证的办法、许可证包括的内容等均有明确规定。

# 第三节　防护管理内容

管理的目的就是确保电离辐射技术应用中的安全,而加强管理是实现辐射医学应用安全防护的第一要务。能否充分发挥辐射防护安全管理的效能,准确实施相关的法规和标准,关键在于全民增强辐射安全防护意识,提高安全文化素养,牢固树立安全第一的观念。

## 一、X射线机的生产

X射线机的生产部门必须把防护性能列为产品质量的重要指标,并应积极研制、生产具有先进防护性能的X射线机。

X射线机出厂前,应先由生产技术检验部门进行检验,防护性能合格者,应备有详细记载其防护、技术性能的产品说明书,再经当地省级卫生行政部门放射防护机构复验合格,方能出售。

## 二、射线防护器材

射线防护器材指用于防止电离辐射对人体产生危害的防护材料,以及由其制成的防护用品、器具和装置等。

射线防护器材生产单位试制、仿制或改制(改变原材料配方或改型)的射线防护器材产品,必须达到国家颁布的产品标准,并向有关部门提出申请,按规定取得防护质量合格证书者,方可定型生产和出售。

对正在使用中的防护器材,应进行定期或不定期的防护监测,对防护性能不佳者,应及时更换。

## 三、放射防护培训

放射防护培训的目的是为了提高各类医学放射工作人员对放射安全重要性的认识,增强防护意识,掌握防护技术,最大限度地减少不必要的照射,避免事故发生,保障工作人员、受检者、公众的健康与安全,确保电离辐射的医学应用获得最佳效益。ICRP第33号建议书指出:"没有足够技术能力的人,不得操作放射学设备;没有足够的有关电离辐射物理特性及危害效应知识的人,不得执行放射学程序。"

由此,医学放射工作人员就业前必须接受放射防护培训,经考试合格之后才有资格参加相应的工作,就业后定期接受再培训,必须认真贯彻执行。医学院校学生进入与放射工作有关的专业实习前,应接受放射防护培训。

放射防护培训须由省级以上卫生行政部门认可的放射卫生防护技术单位举办,并按照统一的教材进行培训,上岗前的培训时间一般为10天,上岗后每2年复训一次,复训时间不少于5天。

## 四、放射工作人员证的管理

放射工作人员上岗前,必须由所在单位负责向当地卫生行政部门申请《放射工作人员

97

证》，由省级卫生行政部门审核批准后颁发。工作人员持证后方可从事所限定的放射工作。《放射工作人员证》由卫生部统一印制。

1. 申领《放射工作人员证》的人员，必须具备下列基本条件：

（1）年满 18 周岁，经健康检查，符合放射工作职业的要求。

（2）遵守放射防护法规和规章制度，接受个人剂量监督。

（3）掌握放射防护知识和有关法规，经培训、考核合格。

（4）具有高中以上文化水平和相应专业技术知识和能力。

2.《放射工作人员证》每年复核一次，每 5 年换发一次。超过 2 年未申请复核的，需重新办证。

3. 放射工作单位一般不得雇用临时人员从事放射工作。确需使用临时人员从事辅助性放射工作的，按本规定第 1 条办理。

4. 因进修、教学等需要短期从事或接触放射工作的人员，按本规定第 1 条办理。

## 五、健康管理

### （一）体检

放射专业学生入学前，需经卫生行政部门指定的卫生医疗机构进行入学前健康检查，不符合健康标准要求的不得就读放射专业。

放射工作人员就业前必须进行体格检查，体检合格者方可从事放射工作。放射工作人员就业后必须进行定期体格检查。放射工作人员的体检应在省级卫生行政部门指定的卫生医疗单位进行。

1. 放射工作人员应定期接受体检。

2. 检查结果应同就业前进行对照、比较，以便判定是否适应继续从事放射工作。如有异常，应根据具体情况增加检查频度及检查项目。

3. 胸部 X 射线检查（不做透视）是否每年一次应根据具体情况而定。对于放射工龄长，年龄大的工作人员，应每年拍胸片一次，并进行早期发现癌症的各项检查。

4. 由所在单位为每位放射工作人员建立健康档案，详细记录历次医学检查结果和评价处理意见，并保存至脱离放射工作以后 20 年。

### （二）放射工作人员健康要求

放射工作人员必须具有在正常、异常和紧急情况下能正确、安全地履行其职责的健康条件，他们应具有：

1. 正常的呼吸、循环、消化、内分泌、免疫、泌尿生殖系统以及正常的皮肤、黏膜、毛发、物质代谢功能等。

2. 正常的造血功能，如红系、粒系、巨核细胞系等，均在正常范围内。

3. 正常的神经系统功能、精神状态和稳定的情绪。

4. 正常的视觉、听觉、嗅觉和触觉，以及正常的语言表达和书写能力。

5. 外周血淋巴细胞染色体畸变率和微核率正常。

6. 尿和精液常规检查正常。

### （三）不宜从事放射工作的条件

就业前后凡存在以下条件（或情况）之一者，不应（或不宜）从事放射工作：

1. 严重的呼吸系统、循环系统、消化系统、造血系统、神经和精神系统、泌尿生殖系统、内分泌系统、免疫系统疾病以及皮肤疾病。

2. 严重的视听障碍。

3. 恶性肿瘤，有碍于工作的巨大的、复发性良性肿瘤。

4. 严重的、有碍于工作的残疾、先天畸形和遗传性疾病。

5. 手术后不能恢复正常功能者。

6. 未完全恢复的放射性疾病（指就业后）或其他职业病等。

7. 其他器质性或功能性疾病、未能控制的细菌性或病毒性感染。

8. 有吸毒、酗酒或其他恶习而不能改正者。

9. 未满18岁，不宜在甲种工作条件下工作；16～17岁允许为培训而安排的乙种工作条件下的照射。

10. 已从事放射工作的孕妇、授乳妇不应在甲种工作条件下工作。妊娠6个月内不应接触射线。

### （四）保健津贴

放射工作人员的保健津贴按照国家和地方的有关规定执行。临时调离放射工作岗位者，可继续享受保健津贴，但最长不超过3个月。正式调离放射工作岗位者，可继续享受保健津贴1个月，从第2个月起停发。

### （五）休假

根据工作场所类别与从事放射时间的长短，在国家规定其他休假外，放射工作人员每年可享受保健休假2～4周。对从事放射工作满20年的在岗人员，可由所在单位利用休假时间安排2～4周的健康疗养。享受寒、暑假的放射工作人员不再享受保健休假。

## 六、放射事故管理

据不完全统计，我国自1954年至1998年的44年间，发生放射事故1321起，平均年发生30起。而全球从1940至2002年的62年间，发生放射事故423起，平均年发生6.8起。我国放射事故的年发生率相当于全球年发生率的4.4倍。以上的对比数据说明，我国的安全防护意识淡漠，安全防护知识匮乏、安全文化素养较差、管理比较落后是导致放射事故频发的主要原因。

放射事故按其性质分为：责任事故、技术事故和其他事故；按类别分为：人员受超剂量照射事故、放射性物质污染事故、丢失放射性物质事故。

诊断放射学中医疗照射的放射事件通常源于工作人员的操作失误或设备故障，如设备关机失败、计算机故障、联锁控制系统失灵等可造成对人员不必要的照射，甚至可能导致放射事故的发生。其他可能出现并造成潜在的放射事故隐患的事件包括：对胚胎或胎儿的意外照射；检查错了受检者需要检查的部位或器官等。

事故发生后，肇事单位应立即启动本单位的应急方案，采取应急措施，立即将事故情况报告给主管部门和所在地区的卫生、公安部门。若有隐瞒不报、虚报、漏报和无故拖延报告的，要追究责任并受到相应的处罚，并及时采取妥善措施，尽量减少和消除事故的危害和影响，接受当地放射卫生防护机构的监督及有关部门的指导。

对事故中受照人员，可通过个人剂量计、模拟实验等方法迅速估算其受照剂量。对一次受照剂量的有效剂量超过0.05Sv，应给予医学检查；对一次受照剂量的有效剂量超过0.25Sv者，应及时给予医学检查和必要的医学处理。

对放射事故应按《放射事故管理规定》严肃处理。

**案例分析**

## 放射诊疗中放射事故典型案例

诊断放射学中事故（或事件）案例

**案例一** 1988年4月30日，河南省某医院4人在对X射线机进行试验时，因摄片限时装置发生故障，呈持续曝光状态，15分钟后管球冒烟，立即停机。其间试机人员按常规取片、摆位、装片，间断暴露于X射线。摄片条件为70kV、100mA。试机人员受照剂量在200～1500mGy范围内，出现放射损伤症状。

**案例二** 1967年某月，前苏联一技术员修理X射线机，使头部受到65～105Gy照射，7年后死于化脓性脑膜炎并发肺炎。

**案例三** 近年我国媒体曾披露一名女患者谢某在住院期间54天内接受24次床旁胸部X射线拍片检查，有时一天拍2次，而且在119天中所照的35次胸片中，2/3以上是漆黑一团的废片。该院竟用过期的废片为重症患者作诊断治疗依据。【解析：这是一起滥用X射线的恶性事件。妇女乳腺是辐射敏感器官，而床边X射线机差的低级设备，会使患者接受较大的剂量。根据历史上发生的肺受几十次胸部X射线检查后诱发乳腺癌的历史教训，这无疑会患癌症的潜在风险。】

**案例四** 近年媒体曾披露江西一中医院在一天内给同一患者做了10次CT。【解析：ICRP的相关资料显示，一次胸部CT检查患者受照剂量约8mSv，相当于一次X射线胸部摄影受照剂量（0.02mSv）的400倍，换句话说，即一次CT检查的危害相当于400次X射线胸部摄影，10次CT检查就相当于一天给患者做了4000次X射线胸部摄影。而且一次胸部CT检查，非靶敏感器官（即在照射野内、外不需要检查的器官）乳腺受照剂量约为28mGy，10次即为280mGy。如果是位年轻的女性患者，势必增加其患癌的潜在风险。】

**案例五** 《健康时报》2011年3月31日曾报道一名患者因脑部轻微腔隙性梗死，1个月内在本地3家医院就医住院期间做了6次脑CT。后转到北京某三甲医院，神经外科专家又让患者做了一次CTA，CT结果显示与在原地医院结果一致。这位专家又指点患者找另一个特需专家进一步诊断，特需专家又开了两张检查单，一张ECT，一张增强CT（相当于做2次CT），这样在同一医院开出3次CT检查。该患者在1个多月时间里做了10次脑CT检查，其结果并无差异。【解析：ICRP的相关资料显示，一次头部CT检查，非靶敏感器官（即在照射野内外不需要检查的器官）眼晶体受照剂量约为50mGy，10次检查可达500mGy，超出国家标准中公众眼晶体受照剂量限值15mGy的32.3倍。】

上述案例三、四、五为有意或无意地损害患者健康的放射事件，其性质比操作失误造成的放射事故严重而隐秘。

## 七、质量保证

为了保持良好的放射防护，必须执行质量保证计划。

### （一）放射诊断的质量保证

在放射诊断方面，质量保证就是要建立一种定期的或连续的监测放射学设备性能的方法,以达到花费最小的代价和使患者接受最小的辐射剂量来获得最佳诊断信息的目的。质量保证程序从新的放射学设备的验收检查开始,以后进行定期的性能监测,如电压千伏值、定时器和每个毫安定位的输出(每毫安的毫伦数)、遮线器、滤线器等,以保证各种放射线设备和部件在符合国家规定防护标准的条件下正常运行。

为了保证适当程度的辐射感光度、影像对比度和清晰度,在质量保证程序中还包括影像处理过程(暗室技术)的监测和成像系统(胶片、增感屏和荧光屏等)的评价。

质量保证程序的另一个重要方面是对放射学工作人员的诊断检查技术进行不断的教育和训练,以便把错误和重拍片率减少到最低限度,并使他们对影像诊断质量和患者受照剂量的因素保持高度的重视。

### (二)放射治疗的质量保证

在放射治疗方面,质量保证程序有助于对治疗机和辅助设备的精心保养、提高放疗质量和减轻对患者的危害。

质量保证计划涉及主要的放射治疗设备和辅助设备,包括模拟定位机、记录系统和处理系统。

质量保证从对新的设备的验收测试开始,以保证这种设备符合国家或地方当局或制造厂确定的防护性能要求。以后应定期进行性能检验,以便检查设备情况是否发生改变。

质量保证计划包括对放疗工作人员进行放疗技术的培训和教育。对未能完全掌握放疗设备在正常和紧急情况下操作细节的放疗工作者,不允许操作放疗设备。

## 八、档案管理

档案管理是放射防护科学管理的一项重要措施。一般需建立下列5种档案,并妥善保留:

1. 射线装置及其配套防护设施的技术资料和检修记录档案。
2. 个人剂量监测与健康检查的记录与评价处理档案。
3. 辐射监测仪器的技术资料和检修、刻度记录档案。
4. 安全装置的技术资料与检修记录档案。
5. 放射事故报告及处理的资料、文件档案。

### 本章小结

1. 防护管理机构 凡使用医用射线装置的单位,应根据装置的数量和复杂程度,建立防护安全机构或任命专(兼)职防护安全员。

2. 申请许可证制度 从事生产、销售和使用放射性同位素与射线装置的单位必须按规定申请领取许可证。

3. 防护管理内容 X射线机生产单位必须把防护性能作为产品质量的重要指标进行研制、生产,X射线机经过放射防护机构的检验合格后方可出厂。

放射线防护器材产品必须达到国家颁布的标准;并按规定取得防护质量合格证书者,方可定型生产和销售。

医学放射工作人员就业前必须接受放射防护知识培训,就业后定期接受再培训,医学院校学生进入与放射工作有关的专业实习前,应接受放射防护培训。

　　放射工作人员在接受放射防护培训后，应向有关行政部门申请领取《放射工作人员证》，持证后方可从事所限定的放射工作。

　　放射专业学生入学前，必须进行体格检查；不符合健康标准要求的不得从事放射专业。放射工作人员就业前体检合格者方可从事放射工作。放射工作人员就业后必须进行定期体格检查。放射工作人员的体检应在有关行政部门指定的卫生医疗单位进行。

　　对医用放射线，有可能发生工作人员或受检者受超剂量照射事故。事故发生后，肇事单位应立即将事故情况报告主管部门和所在地区的卫生、公安部门。并及时采取妥善措施，尽量减少和清除事故的危害和影响，接受当地放射卫生防护机构的监督及有关部门的指导。

　　放射诊断、治疗技术方面的质量保证，包括设备购入，使用各个环节的检测，维护和对放射工作人员进行不断的教育和训练。档案管理应有射线装置、射线器材、工作人员的各项档案。

（张承刚）

 目标测试

一、填空题

1. 在中华人民共和国境内从事_____、_____和_____放射性同位素与射线装置的单位必须按规定申请领取许可证。

2. 许可证有效期为_____。

3. 医学放射工作人员_____前必须接受放射防护培训，_____后定期接受再培训；医学院校学生_____前，应接受放射防护培训。

4. 放射工作人员的体检应在_____卫生医疗单位进行。

5. 对医用放射线来说，可能发生_____和_____事故。

二、问答题

1. 使用放射性同位素、射线装置的单位申请领取许可证，应当具备什么条件？

2. 对放射工作人员健康有哪些要求？

3. 不宜从事放射工作的条件是什么？

# 实 验 指 导

## 实验一　验证 X 射线的特性

【实验目的】

验证 X 射线的穿透、荧光、感光和电离等基本特性,增强学生对 X 射线特性的认识。

【实验器材】

透视 X 射线机、带增感屏的暗盒、验电器、丝绸、玻璃棒、X 射线胶片、铅皮、铅橡胶、木板等。

【实验方法】

1. 荧光作用实验　将透视 X 射线机调至 70kV、3mA。踩下脚闸,可在黑暗中看到荧光屏发出蓝绿色荧光。然后将暗盒打开,将增感屏置于 X 射线束中,同样可以看到增感屏发出明亮的荧光。

2. 穿透作用实验　先后将木板、铅皮、铅橡胶等置于 X 射线管和荧光屏中间的射线区中,由于 X 射线透过这些物质的情况不同,可在透视荧光屏上看到它们密度不同的影像。

3. 电离作用实验　将验电器置于 X 射线管正下方适当位置,用丝绸摩擦过的玻璃棒使验电器带电,验电器铂片张开。选择合适的 kV 和 mAs 照射验电器,可以看到,张开的铂片很快合拢。这说明 X 射线使验电器中的空气电离,电离所产生的电荷将铂片上所带电荷中和。

4. 感光作用实验　将 2mm 厚铅板剪成 2cm×2cm 的方块,在铅板中间扎一个小孔,将铅板置于遮线筒正中,在远端放置装有胶片的暗盒进行摄影。

【实验条件】

管电压 75kV,管电流 100mA,曝光时间 2 秒,胶片距针孔的距离约为针孔至焦点距离的 2 倍。经冲洗处理、可在感光照片上看到,被铅板遮挡部分几乎没有被曝光;铅板外被 X 射线照射部分呈黑色;铅板中心则因小孔成像而呈现 X 射线管灯丝的实像(焦点像)。

【讨论】

1. 说出在 X 射线透视和摄影中都利用了 X 射线的哪些特性。

2. 根据实验过程和结果写出实验报告。

## 实验二　对放射工作人员和受检者的防护情况进行调查、评价

【实验目的】

1. 通过调查了解放射工作人员防护情况,并作出评价。

2. 通过调查了解受检者防护情况,并作出评价。

【调查对象】

医院医学影像科工作人员和受检者。

【实验方法】

将学生分组，分别到各级医院、诊所进行调查。

1. 调查放射工作人员个人剂量监测情况，将调查结果填入实验表2-1。

**实验表2-1　放射工作人员个人剂量监测情况调查表**

医院名称＿＿＿＿＿＿＿＿　　　　　　　　　　　　　填表日期＿＿＿＿＿年＿＿月＿＿日

| 姓名 | | 性别 | | 年龄 | |
|---|---|---|---|---|---|
| 专业科室 | | 专业类型 | | 从事放射工作年限 | |
| 有无放射病史 | | | 《放射工作人员证》编号 | | |
| 近3年档案中个人剂量记录 | | | | | |
| | | | | | |
| | | | | | |
| 是否正在接受个人剂量监测 | | 已佩戴个人剂量监测计时间 | | | |
| | | 需佩戴个人剂量监测计时间 | | | |
| 监测使用仪器 | | | | | |
| 监测工作实施部门 | | | | | |

2. 调查放射工作人员个人防护用品的使用情况，将调查结果填入实验表2-2。

**实验表2-2　工作人员个人防护用品使用情况**

医院名称＿＿＿＿＿＿＿＿　　　　　　　　　　　　　填表日期＿＿＿＿＿年＿＿月＿＿日

| 品种 | 屏蔽部位 | 使用情况 |
|---|---|---|
| | | |
| | | |
| | | |
| | | |

3. 调查受检者防护用品的使用情况，将调查结果填入实验表2-3。

**实验表2-3　受检者防护用品使用情况**

医院名称＿＿＿＿＿＿＿＿　　　　　　　　　　　　　填表日期＿＿＿＿＿年＿＿月＿＿日

| 姓名 | 年龄 | 性别 | 摄影部位 | 屏蔽部位 | 使用的防护用品 |
|---|---|---|---|---|---|
| | | | | | |
| | | | | | |
| | | | | | |
| | | | | | |

【讨论】

1. 对所调查的三项内容分别作出评价，提出整改意见。

2. 完成实验报告。

# 实验三　铅当量的测量

【实验目的】

加深对铅当量概念的理解,学习铅当量的测量方法。

【实验器材】

X射线机、标准铅片或铅梯、激光准直器、铅准直器、X(γ)照射量仪、米尺、待测试材料(铅橡皮、诊视床板、铅玻璃、水泥板、砖等)。

【实验步骤】

1. 测量前准备

(1)按实验图3-1摆放好实验器材。

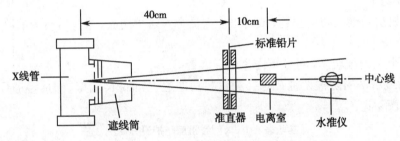

实验图3-1　铅当量测试装置示意图

（2）用激光准直器将X射线管焦点、铅准直器圆孔的中心和电离室的有效中心调整在同一条直线上。

（3）使焦点至铅准直器圆孔中心的距离为40cm,准直器圆孔中心至电离室有效中心的距离为10cm。

（4）调节照射野的大小,使有用线束在标准铅片处的照射直径不大于4cm。

（5）选定kV和mAs。

2. 测量

(1)测定没有铅片（d=0）时测试点处的照射量率。

(2)由薄到厚依次在准直孔内加入铅片,在实验表3-1中记录测试点处的照射量率。

实验表3-1　透过不同厚度铅片的照射量率

| 标准铅厚度 d（mm） | 0 | | | | | | | | |
|---|---|---|---|---|---|---|---|---|---|
| 透射照射量率 $\dot{X}$（C•kg⁻¹•min⁻¹） | | | | | | | | | |

（3）在以铅片厚度为横坐标,X射线透射照射量率为纵坐标的半对数坐标纸上做出铅的吸收曲线。

（4）将各种不同厚度测试材料插入准直孔内（或移开铅准直器,将试料置于原准直孔位置）,用上述的几何条件和照射条件,分别测量透射照射量率,记入实验表3-2中。

（5）从铅的吸收曲线上找出与各种测试材料相同的照射量率数值,这些数值对应的铅的厚度即为这些试料的铅当量。

【讨论】

1. 说明屏蔽材料的铅当量受哪些因素的影响。

2. 写出实验报告。

实验表3-2　各种测试材料铅当量的测量

| 测试材料 | 名称 | | | | |
|---|---|---|---|---|---|
| | 厚度（mm） | | | | |
| 透射照射量率 $\dot{X}$（C·kg$^{-1}$·min$^{-1}$） | | | | | |
| 铅当量（mmPb） | | | | | |

# 实验四　对 X 射线机的防护设施进行调查、评价

【实验目的】

掌握 X 射线机房防护设施的内容，学会对 X 射线机房的防护设施进行评价。

【实验器材】

X 射线机房及辅助防护设施、放射工作人员个人防护用品、米尺等有关的测量工具。

【实验方法】

选择一个 X 射线机房，对以下内容进行调查：

1. X 射线机房的防护设施　对 X 射线机房的位置、面积、墙壁、布局等进行调查，将结果填入实验表 4-1 中。

实验表4-1　X 射线机房防护设施情况

| | | 实际情况 | 规定要求 |
|---|---|---|---|
| 位置 | | | |
| 面积 | X 射线机额定容量 | | |
| | X 射线机房面积（m²） | | |
| 墙壁 | 初级防护铅当量（mmPb） | | |
| | 次级防护铅当量（mmPb） | | |
| 布局 | | | |
| 通风情况 | | | |
| 电离辐射标志 | | | |
| X 射线机操作台防护设施铅当量 | | | |

2. 辅助防护设施　调查 X 射线机房辅助防护设施，将调查结果填入实验表 4-2。

实验表4-2　X 射线机房辅助防护设施情况

| 品种 | 屏蔽部位 |
|---|---|
| | |
| | |
| | |

【讨论】

1. 将 X 射线机房防护设施及辅助防护设施的调查情况与放射防护的有关规定进行比较，作出评价。

2. 写出实验报告。

（张承刚）

# 参 考 文 献

1. 李迅茹. X 线物理与防护. 第 2 版. 北京：人民卫生出版社，2008.
2. 王鹏程，李迅茹. 放射线物理与防护. 第 3 版. 北京：人民卫生出版社，2014.

# 目标测试参考答案

第一章

二、选择题

1. B　　2. D　　3. D　　4. B　　5. A　　6. B　　7. C　　8. A　　9. A　　10. C

四、计算题

4. 57.97keV=9.28×$10^{-15}$J；1.4×$10^{19}$Hz

第二章

二、填空题

1. 伦琴, 1895, 11, 8, 伦琴

2. 原子的能级差

3. 管电流、管电压、靶物质、高压波形、过滤

三、选择题

1. D　　2. C　　3. B　　4. B　　5. A

四、计算题

$\lambda_{min}$=0.0124nm，$\lambda_{最强}$=0.0184nm，$\lambda_{平均}$=0.031nm

$\varepsilon_{max}$=1.6×$10^{-14}$J=100keV

第三章

二、填空题

1. 光电效应、康普顿效应、电子对效应、相干散射、光核作用

2. K

三、选择题

1. A　　2. D　　3. B　　4. D　　5. B

第四章

二、选择题

1. C　　2. A　　3. C　　4. A　　5. C　　6. D　　7. D

第五章

二、填空题

1. 任何、任何

2. X（或γ）、空气中

3. 库仑/千克、戈瑞、希沃特

4. 性腺

三、选择题

1. C　　2. A　　3. D　　4. B　　5. E　　6. B

第六章

二、填空题

1. 效应    2. 贮存能量    3. 控制区、监督区

第七章

二、选择题

1. A    2. A    3. B    4. C    5. D

第八章

一、填空题

1. 《中华人民共和国放射污染防治法》、《放射性同位素与射线装置安全和防护条例》、《放射性同位素与射线装置安全许可管理办法》

2. GB18871-2002

3. 实践正当化、剂量限制和潜在照射危险限制、防护与安全的最优化

4. 不可以

5. 工作条件、公众相同水平

6. 16

二、选择题

1. B    2. A    3. A    4. D    5. C

第九章

二、填空题

1. 时间防护、距离防护、屏蔽防护

2. 时间、X 射线管和散射体、屏蔽材料

三、选择题

1. E    2. E    3. D    4. E    5. D

第十章

一、填空题

1. 建筑物底层一端        2. 24m², 36m²、单独机房        3. 所在墙壁

4. 0.5mmPb        5. 高电压、低电流、厚过滤、小照射视野   6. 检查者

7. 非检查、性腺、眼晶体、乳腺、甲状腺  8. 滤线栅        9. 电离辐射、指示灯

二、选择题

1. D    2. B    3. B    4. D    5. D

三、判断题

1. ×    2. √    3. √    4. ×    5. √    6. √    7. √

第十一章

一、填空题

1. 生产、销售、使用                2. 5年

3. 就业、经考试合格、与放射工作有关的专业实习  4. 有关行政部门指定的

5. 工作人员、受超剂量照射

# 《X线物理与防护》教学大纲

## 一、课程性质

《X线物理与防护》是中等卫生职业教育医学影像技术专业专业基础课程。本课程主要包括：X射线的产生、性质以及与物质相互作用的规律；辐射防护中辐射的剂量，放射防护法规和标准。本课程主要任务是使学生掌握必要X射线基本理论知识和基本技能，学会正确使用X射线，为后续专业课学习和从事医学影像技术工作打下必要的基础。

## 二、课程目标

通过本课程的学习，学生能达到下列要求：

### （一）职业素养目标

1. 具有科学严谨的学习、工作态度
2. 具有全面的职业卫生防护知识
3. 具有认真遵守国家相关的法律、法规的安全意识
4. 具有完成任务，履行职责，坚守承诺，勇于承担责任的职业态度

### （二）专业知识和技能目标

1. 具备熟练掌握安全防护的知识和操作技能
2. 具备规避诊疗风险的安全防护方法和措施
3. 具备正确使用、维护设备和个人防护用品

## 三、学时安排

| 教学内容 | 学时 | | |
|---|---|---|---|
| | 理论 | 实践 | 合计 |
| 一、原子结构和电离辐射 | 2 | | 2 |
| 二、X射线的产生和性质 | 6 | 2 | |
| 三、X射线与物质的相互作用 | 2 | | |
| 四、X射线在物质中的衰减 | 2 | | |
| 五、X射线常用的辐射量和单位 | 2 | | |
| 六、X射线的测量 | 2 | | |
| 七、放射线对人体的危害 | 4 | | |
| 八、放射防护法规和标准 | 2 | 2 | |
| 九、X射线屏蔽防护 | 4 | 2 | |

续表

| 教学内容 | 学时 | | |
| --- | --- | --- | --- |
| | 理论 | 实践 | 合计 |
| 十、医用放射线的防护 | 2 | | |
| 十一、放射防护管理 | 2 | | |
| 合计 | 30 | 6 | 36 |

## 四、课程内容和要求

| 单元 | 教学内容 | 教学目标 | | 教学活动参考 | 参考学时 | |
| --- | --- | --- | --- | --- | --- | --- |
| | | 知识目标 | 技能目标 | | 理论 | 实践 |
| 一、原子结构和电离辐射 | （一）原子结构<br>（二）电离辐射和电磁辐射 | 了解<br>熟悉 | | 理论讲授<br>项目教学<br>案例教学 | 2 | |
| 二、X射线的产生和性质 | （一）X线的发现<br>（二）X线的基本特征<br>（三）X射线产生的条件<br>（四）X射线产生原理<br>（五）X线的量、质及强度<br>（六）X线产生效率<br>（七）X线强度的空间分布<br>实验1 验证X射线的特性 | 了解<br>掌握<br>熟悉<br>熟悉<br>掌握<br>了解<br>熟悉 | <br><br><br><br><br><br><br>能 | 理论讲授<br>实践技能 | 6 | 2 |
| 三、X射线与物质的相互作用 | （一）X射线与物质相互作用的主要过程<br>（二）X射线与物质相互作用的其他过程<br>（三）各种作用发生的概率 | 掌握<br>了解<br>熟悉 | | 理论讲授 | 2 | |
| 四、X射线在物质中的衰减 | （一）单能X线在物质中的衰减规律<br>（二）连续X线在物质中的衰减规律<br>（三）诊断放射学中X线的衰减 | 了解<br>掌握<br>熟悉 | | 理论讲授 | 2 | |
| 五、X射线常用的辐射量和单位 | （一）描述电离辐射常用的辐射量和单位<br>（二）辐射防护中常用的辐射量和单位 | 掌握<br>掌握 | | 理论讲授 | 2 | |
| 六、X射线的测量 | （一）测量的内容和仪器<br>（二）辐射防护中常用的辐射量和单位 | 了解<br>熟悉 | | 理论讲授 | 2 | |
| 七、放射线对人体的危害 | （一）放射线在医学上的应用<br>（二）X射线对机体的危害<br>（三）电离辐射的生物效应概述<br>（四）确定性效应<br>（五）随机性效应<br>（六）胎儿出生前受照效应<br>（七）皮肤效应 | 了解<br>了解<br>熟悉<br>熟悉<br>熟悉<br>了解<br>了解 | | 理论讲授 | 4 | |

续表

| 单元 | 教学内容 | 教学目标 | | 教学活动参考 | 参考学时 | |
|---|---|---|---|---|---|---|
| | | 知识目标 | 技能目标 | | 理论 | 实践 |
| 八、放射防护法规和标准 | （一）放射防护法规和标准的内容 | 了解 | | 理论讲授实践技能 | 2 | 2 |
| | （二）放射防护法规和标准的贯彻实施 | 了解 | | | | |
| | 实验2　对放射工作人员和受检者的防护情况进行调查、评价 | | 会 | | | |
| 九、X射线的屏蔽防护 | （一）外照射防护的基本方法 | 掌握 | | 理论讲授实践技能 | 4 | 2 |
| | （二）屏蔽材料 | 熟悉 | | | | |
| | （三）屏蔽厚度的确定方法 | 了解 | | | | |
| | 实验3　铅当量的测量 | | 会 | | | |
| | 实验4　对X射线机的防护设施进行调查、评价 | | 能 | | | |
| 十、医用放射线的防护 | （一）医用诊断X射线防护 | 掌握 | | 理论讲授 | 2 | |
| | （二）医用治疗X射线防护 | 熟悉 | | | | |
| 十一、放射防护管理 | （一）防护管理机构 | 熟悉 | | 理论讲授 | 2 | |
| | （二）申请许可证制度 | 熟悉 | | | | |
| | （三）防护管理内容 | 熟悉 | | | | |

## 五、说明

### （一）教学安排

本课程标准主要供中等卫生职业教育医学影像技术教学使用，第二学期开设，总学时为36学时，其中理论30学时，实践教学6学时。

### （二）教学要求

1. 本课程对知识部分教学目标分为掌握、熟悉、了解三个层次。掌握：是指基本知识、基本理论有效深刻的认识，并能综合、灵活地运用所学的知识解决实际问题。熟悉：指能够领会概念、原理的基本含义，解释现象。了解：指对基本知识、基本理论能有一定的认识，能够记忆所学的知识要点。

2. 本课程重点突出以岗位胜任力为导向的教学理念，在技能目标分为能和会两个层次。能：指能独立、规范地解决实践技能问题，完成实践技能操作。会：指在教师的指导下能初步实施实践技能操作。

### （三）教学建议

1. 本课程依据医学影像技术岗位工作任务、职业能力要求，强化理论实践一体化，突出"做中学、学中做"的职业教育特色，根据培养目标、教学内容和学生的学习特点以及资格考试要求，提倡项目教学、案例教学、任务教学、角色扮演、情境教学等方法，利用校内外实训基地，将学生的自主学习、合作学习和教师引导教学等教学组织形式有机结合。

2. 教学过程中，可通过测验、观察记录、技能考核和理论考试等多种形式对学生的职业素养、专业知识和技能进行综合考评。应体现评价主体的多元化，评价过程的多元化，评价方式的多元化。评价内容不仅关注学生对知识的理解和技能的掌握，更为重要的是关注知识在临床实践中运用与解决实际问题的能力水平，重视职业素质的形成。